新生ペプチドと

―ビックリする―

がん免疫新薬の力

安全にしっかり使うコツ

医学博士
星野泰三 著

青月社

推薦のことば

明るい未来に胸を躍らせて

帯津三敬病院 名誉院長
帯津 良一

半世紀を超えるがん治療の経験のなかで、わかってきたことがいくつかあります。

その一つが、医療とは、生きとし生けるものすべて、その生老病死を通じて人間としての尊厳を保ち続けることをサポートするのが目的である、ということです。治したり、癒したりすることは、その目的を達成するための方便の一つにすぎません。

かつて外科医として食道がんの手術に明け暮れ、精を出していた頃の、術後三日目の患者さんとの集中治療室での会話です。

「先生さぁ、それにしても、こりゃあひどい手術だねぇ……。もし先生が食道がんになったら、これを受けます……?」

「いやぁ、たしかに大変な手術ですねぇ。でも私はもちろん、受けますすよぉ……」

40歳代のちゃきちゃきの外科医としては当然の答えでしょう。

でも今は違います。たとえ治るため、しかもある期間だけといっても頸部《けい》、胸部、そして腹部に大きな手術創という、いわば満身創痍《まんしんそうい》の状態というのは、どう見ても人間としての尊厳にもとるものです。手術だけではありません、抗がん化学療法にしても放射線治療にしても、多かれ少なかれ人間としての尊厳を引き裂くものです。現在は、緊急避難的に用いるのはやむを得ないとしても、将来はなくなってもらいたい治療法です。

代わって浮上してくるのが、粒子線と免疫療法です。どちらも人間としての尊厳を全うしながら行える治療法です。そのうえ、日進月歩の最中にあります。大いに期待を寄せています。

免疫療法についていえば、これまでも丸山ワクチンや樹状細胞による著効例を経験して、その潜在能力には信を置いていましたが、これはあくまでも〝戦術〟としての評価にすぎません。いくつかの〝戦術〟を集めて〝戦略〟に止揚《しよう》して、はじめて〝医療〟といえるのです。

本書を読んで、免疫チェックポイント分子阻害剤の登場によって、免疫治療が一気に〝戦略〟に止揚されるのを確信した次第です。本書に言う「抗ＰＤ-1抗体でがんの岩を取り払い、指令を出す樹状細胞を操って、優秀なリンパ球でがんへと導く」ということは、まさに〝戦略〟です。

著者たちのこれまでのたゆみないご努力に満腔《まんこう》の敬意を表すとともに、明るい将来に胸を躍らせているところです。

はじめに

価値ある治療の時代がやってきた

星野 泰三

1 「がんは免疫で治ること」は正解であった

医者になってから今日まで30年間、「必ずがんは免疫で治る」と信じてきました。それは、自分の勝手な思い込みでも、まやかしでもありません。今や、多くの免疫学の医学書には、樹状細胞やペプチドワクチンやキラーT細胞ががんを攻撃し、消失させる根拠が、図解入りで丁寧に説明されています。学生時代に読みあさった医学書にも、インターフェロンや抗体ががんを退治する内容が記載されていました。その思いを信念として、腫瘍《しゅよう》免疫学を貫いてきました。しかし、ほとんどの学会や腫瘍内科、腫瘍外科から「免疫治療でがんは治らない」と嘲笑され続けた30年でした。

ところが、一つの免疫新薬の登場により、今や、がん治療の主役は化学療法から免疫治療に見事に逆転したのです。本当に溜飲《りゅういん》の下がる、清々しい思いでいっぱいです。

2 一つの新薬が問題を解決した

前述のように、理屈の上では、樹状細胞やペプチドワクチンやキラーT細胞を用いればがんを治せるわけですが、必ずしもうまくいくわけではなかったのです。効果を上げる様々な工夫をしても、がんを殲滅《せんめつ》できないこともありました。失望の連続の30年でありました。

その最大の理由は、がんが免疫を抑えていることでした。この大きな障害を取り除くことにより、［写真1］のような奇跡が次々に誕生し、今日では、胸を張り堂々と免疫治療でがんと対峙しております。

3 そもそも「元気になることでがんも治る」という正論

脳梗塞にしても、心臓病や肝臓病にしても、古くは結核やチフスにしても、病気にかかれば「栄養を摂って元気をつけなさい」と医者や家族から言われるはずです。

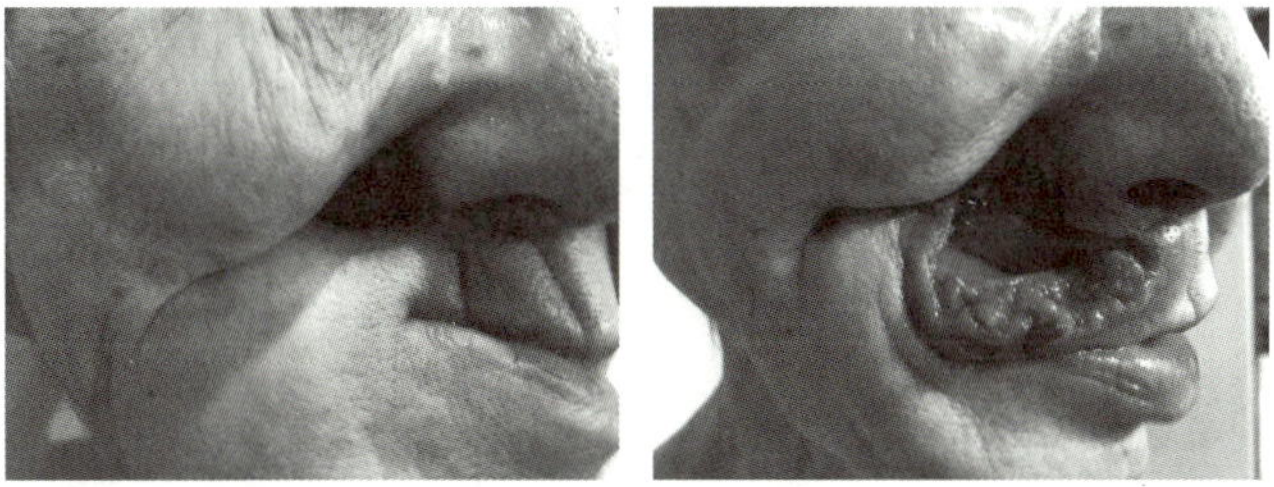

［写真1］歯肉がんの治療前（右）と治療後（左）

→症例は150ページから

ところが、がんの治療に関しては、化学療法をすれば体が憔悴《しょうすい》する、厳しい食事療法をすればふらふらになる。

これはおかしい話であると常々思っていました。我慢してやがて治れば良い話ですが、そんな苦しい思いをしてがんが進行するならば、しかも、楽しいはずの人生を奪われ、体も衰えてしまうのならば、何のための医療であるのでしょうか？

がんの治療が「元気になる治療」や「健康になる治療」でないとすれば、それは人間の幸福追求である医療の本質から遠くかけ離れているといわざるをえません。そういう意味では、免疫治療は「元気を回復する健康的治療」、つまり、医療の王道です。

4 「免疫治療をしない」という選択で、責任を問われる時代に

仕事でも医療でも、王道を歩めば、紆余曲折してもやがて、正解に到達するのだと思います。今まで闊歩《かっぽ》していた抗がん剤はけっして王道ではなかったこと、ここにそのベールがはがされたことは明白です。

この時代の過渡期にあって、緊急避難的、限定的に抗がん剤は存在価値を発揮します。例えば、スピードの速い小細胞性肺がんでは2～3コースの抗がん剤を先行させ、新薬を含めた免疫細胞治療を継

続し、成功した患者さんの例を私は経験しています。抗がん剤は、その効果のほどを考慮すれば、選択件数は激減すると思われます。

つまり、免疫新薬の登場により、抗がん剤を勧めることが、後々責任を問われる時代になったと考えられます。逆に、免疫治療を勧めないことが、将来、「こんなに評価される治療であったのに、なぜ勧めてくれなかったのか」と責められる時代が到来したと思います。

主流であった抗がん剤信仰から、大きく取り舵《かじ》を取る必要があり、時代的な圧力が高まっております。

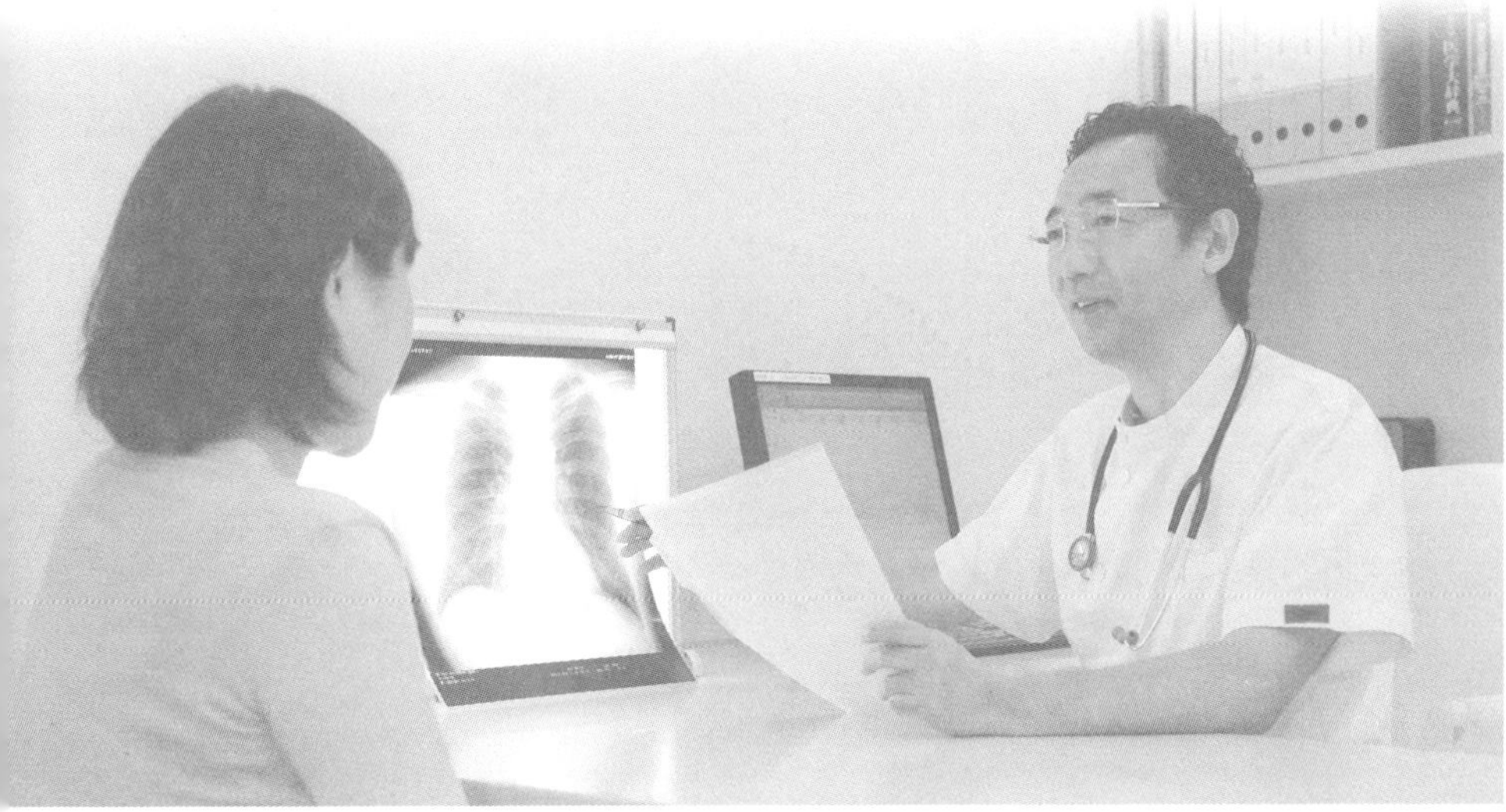

第2章

がん種別に見る「抗PD-1抗体」の実力

第3章 「抗PD-1抗体」による最新の改善症例

おわりに

第1章

「抗PD-1抗体」が標準治療に革命を起こす

section 1

原点にして最前線「がんは免疫で治す」

がん免疫治療のあゆみ

免疫治療は、現在のがん治療に欠かせないキーワードとなっています。しかし、決してその道のりは平坦ではありませんでした。事実、日本の癌《がん》学会や癌治療学会においても、ほんの少し前までは、免疫治療のセクションは片隅に追いやられ、冷遇されていた感は否定できません。

がん免疫治療の歴史は１８９０年代にさかのぼります。米国の外科医であり、がんの研究家でもあったウィリアム・コーリー氏が、がん患者さんに細菌を投与し、それによって患者さん自身の免疫細胞を活発にすることで、がんを小さくする治療法を開発したことに始まります。

１９５０年代から70年代になるとBCGやキノコなどから抽出した成分でつくられた免疫を活性化させる薬、免疫賦活《ふかつ》剤が開発されました。これが、免疫治療の歴史の中で最も古い第1世代。有名な丸山ワクチンもこの第1世代の免疫治療剤に位置づけられます。

その後、第2世代といわれるインターフェロンやインターロイキンなどのサイトカイン治療、第3世代の活性化リンパ球治療、NK細胞治療、第4世代の樹状細胞ワクチン治療などが登場しました。

あたかも尻すぼみに見えた免疫治療は、各国での地道な研究や実地医療が続けられた結果、ここにきて大きく進展しました。

特に、米・ロックフェラー大学のラルフ・スタインマン博士が、樹状細胞の研究で、２０１１年に

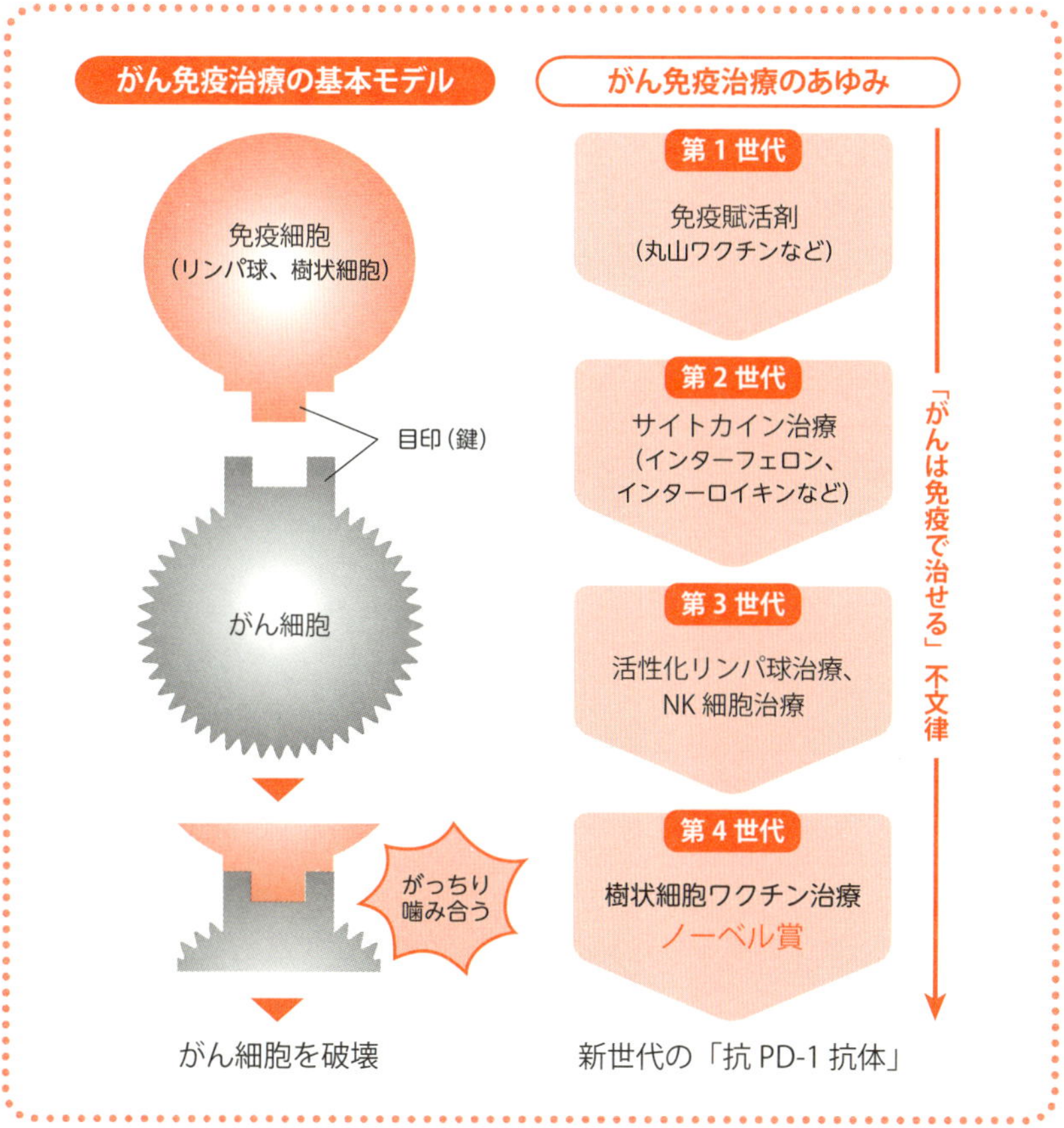

ノーベル医学・生理学賞を受賞したことは、その後の免疫分野の発展に多大な影響を及ぼしました。

当クリニックにおいても、そのスタインマン博士の樹状細胞を使った奏効例が多数あります。

ちなみに、スタインマン博士は、２００７年に膵臓がんと診断され、自身が研究の対象としていた樹状細胞を使用した免疫治療を受けながら、闘病生活を送っていたことでも有名です。

「がんは免疫で治せる」不文律

現在、一般的に行われているがん治療は、外科治療（手術）、化学療法（抗がん剤治療）、放射線治療の３つです（３大がん治療）。これらの治療が、外部から何らかの力を借りてがんを退治するのに対し、免疫治療は、体が本来持っている免疫力を生かしてがんと戦うため、副作用が少ないという大きな特長があります。

　米国の科学雑誌『サイエンス』は、このがんの免疫治療（Cancer Immunotherapy）を「体の免疫システムを利用した極めて魅力的な治療法」として、２０１３年の科学のブレークスルー（画期的な進展）に選びました。そのトップを飾ったのが、本書のテーマである抗ＰＤ‐１抗体です。

　今や、がん治療の主役は、免疫に交代しつつあるのです。

　こうした時代の流れを追い風に、日本では２０１３年11月に、免疫細胞治療を含めた再生・細胞医療の実用化を、より安全かつ迅速に推進するための法律「再生医療等の安全性の確保等に関する法律（再生医療法）」と「医薬品、医療機器等の品質、有効性及び安全性の確保等に関する法律（改正薬事法）」が公布され、２０１４年11月に施行されました。こうした法整備は、免疫細胞治療の安全性の確保および技術の向上、健全な普及に取り組む医療機関にとって、歓迎すべきことだと思います。

　がん免疫治療は、長きにわたって苦難の時代がありました。しかし、それでも研究が続けられてきたのは、医師や研究者たちの間に、「がんは免疫で治せる」という、絶対的な不文律があったからにほかなりません。

　なぜなら、活性化した元気のいいリンパ球ががんを攻撃すれば、がんは必ず破壊されることがわかっているからです。つまり、リンパ球という鍵が、がんの鍵穴にがっちり噛み合えば、がんは必ず死滅する。このことはずいぶん前から証明されているのです。

免疫治療でがんに立ち向かう

　さて、免疫治療には、「非特異的」

と「特異的」の2種類があります。

非特異的免疫治療は、体全体の免疫力を総合的に高めて、がんに対抗しようというものですが、がん細胞を集中的に攻撃する方法としては、効果が薄いといわざるを得ません。前述の免疫賦活剤やサイトカイン治療、活性化リンパ球治療、NK細胞治療などは、この非特異的免疫治療に当たります。

一方、特異的免疫治療は、がん細胞だけを狙い撃ちにする方法です。つまり、免疫細胞が、がんを識別して、それだけを集中的に撃退できるように工夫した治療法です。

近年、がんの増殖などに関係する特定の分子を狙い撃ちする分子標的薬が、がんの標準治療で一般的になってきましたが、これも特異的治療の1つです。

このように、医療の現場では現在、「正常細胞には影響することなく、がん細胞だけを攻撃する」特異的治療の試みが、盛んに行われているのです。

がん免疫治療も、主流はこの特異的免疫治療です。

がんを攻撃するリンパ球が、確実にがん細胞に到達するためには、目印になるがんの鍵穴（がん抗原）の情報を得ることが大事です。がんがどんな目印を持っているかがわかっていれば、リンパ球は迷わず、がんの居場所に駆けつけ、攻撃することができるのです。

樹状細胞を用いたがんワクチン治療というものがありますが、これは体の中で、樹状細胞ががん細胞から、がんの目印を取り込んで、それをリンパ球に伝えて、がんを攻撃させる免疫システムを利用したものです。

ところが、この特異的なアプローチだけでは、がんは治りません。免疫治療でがんは治るという不文律はあっても、臨床上はさほどの効果ではないという矛盾を、私たち免疫治療に取り組む医師は、ずっと抱えてきました。

section 2

免疫にとっての敵とは何か

従来の免疫治療が通用しない理由

免疫治療が、がん治療に極めて効果的であることがわかっていたのに、なぜこれまで、あまりうまくいかなかったのでしょうか。

それは、免疫細胞とがんの間には、巨大な岩があるからです。この岩のせいで、リンパ球や樹状細胞などの免疫細胞は、がんに近づくことができないのです。

どんなに高性能の自動車であっても、巨大な岩が目の前に立ちはだかっていたら、そこから先へは進むことができません。勇気をもって岩に体当たりしても、跳ね返されるか、車体が壊れてしまうのがオチです。免疫細胞もこれと同じです。

また、この岩は、がんが自分を守り、その勢力を拡大するために、がん自らがつくりあげた岩です。放っておくと、がんはその岩をますます巨大化させ、さらに自分に有利な環境をつくっていきます。

ですから、免疫細胞治療を成功させるには、この岩をまず破壊し、リンパ球や樹状細胞といった自動車を、ターゲットであるがんの所まで走らせることが重要なのです。そうすれば、一気にがんに攻め込むことができ、それまで悪循環によって維持されていたがんの陣営は持ちこたえられなくなり、壊滅状態になるというわけです。

では、その岩（障壁）とは、一体どのようなものでしょうか。

障壁には2種類あって、1つは免疫を抑制するもの、すなわち、がんにとっての敵を抑えるもの、もう1つは免疫抵抗、すなわち、

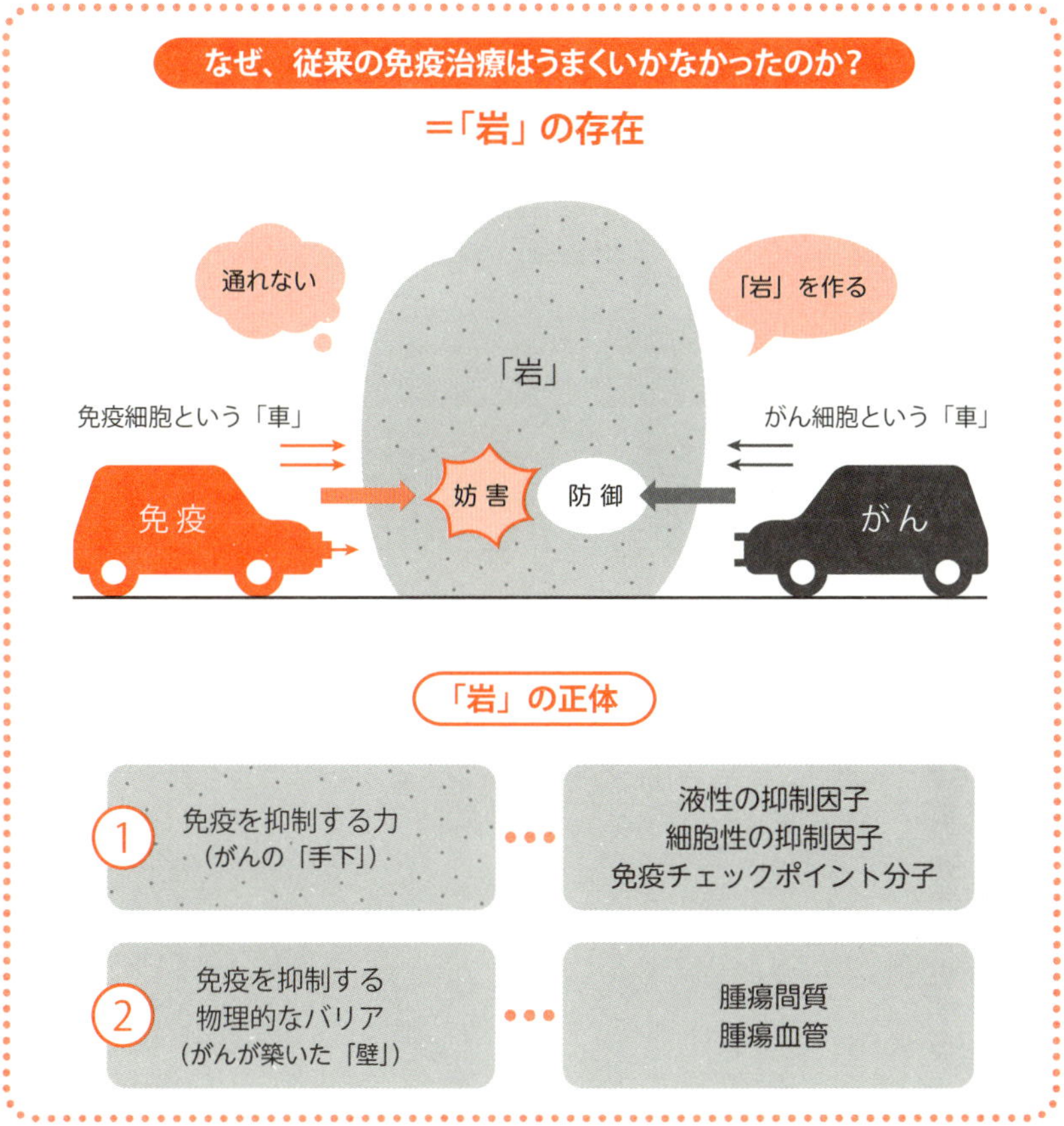

がん細胞が張り巡らせた物理的なバリアです。

免疫を抑制する悪性因子

免疫抑制因子としては、

①液性の抑制因子
②細胞性の抑制因子
③免疫チェックポイント分子

があり、液性の抑制因子の代表的なものとしては、IL-6（インターロイキン-6）、PGE2（プロスタグランジンE2）、TGF-β（ベータ型トランスフォーミング増殖因子）など、細胞性ではTreg（制御性T細胞）などがあげられます。

例えばIL-6は、関節リウマ

チ、Ｉ型糖尿病などの自己免疫疾患、慢性炎症性疾患の発病や進展に関与していることが知られていますが、それのみならず、乳がんや前立腺がんを始めとする様々ながん細胞の増殖や悪性化にも深く関わっており、ＩＬ-６の血中濃度が高いほど、がん患者の予後が悪いという報告があります。

　また、ＰＧＥ２は、リンパ球の活性化の段階および、免疫細胞の分化の段階にも影響し、相乗的に免疫を抑制。さらに、がん組織の新生血管を増やして、がん細胞の増殖のスピードを速め、がんを悪化させることが知られています。

　ＴＧＦ-βは、がん細胞の運動や浸潤《しんじゅん》を亢進《こうしん》させます。がんの転移はたくさんの段階を踏んで行われますが、その各段階において、さまざまなメカニズムを介して、転移を促進させるのも、このＴＧＦ-βの特徴です。そして、極め付けが、免疫細胞の活性化の抑制です。しかも、免疫抑制の親分のようなＴｒｅｇという細胞まで誘導してしまうのですから、タチが悪いとしか言いようがありません。このようにＩＬ-６、ＰＧＥ２、ＴＧＦ-βは、がん治療を阻む３大悪性因子なのです。

がんは、免疫の動きを妨げる

　ＩＬ-６、ＰＧＥ２、ＴＧＦ-β、Ｔｒｅｇなどは、がんやがんの周りの組織がつくり出す、いわば、がんの手下です。がんは、この手下を巨大岩に配備して、リンパ球や樹状細胞を追い払います。

　しかし、がんはそれだけでなく、免疫細胞を抑え込む、もう１つの、とっておきの方法を持っていたのです。それが、免疫チェックポイント分子です。

　この免疫チェックポイント分子で、がんは免疫の働きにブレーキをかけます。つまり、がんは免疫系に、「自分は攻撃対象ではない」と、この分子を使って思い込ませるのです。

　私たちの体の中には、このよう

ながん細胞が免疫力を抑え込む仕組みが複数あるとされています。その中の代表的なものが、あとでお話しする「PD‐1・PD‐L1経路」です。

がんは、物理的な防御壁を築く

物理的なバリア（免疫抵抗）とは、腫瘍間質とその中につくられる腫瘍血管（新生血管）です。

がん組織は、がん細胞とそれを取り巻く組織から構成されていますが、そのがん細胞を取り巻く組織が、腫瘍間質です。間質の中には、がんに都合のよい様々な物質が発現しており、さらに、何種類ものがん増殖因子がつくり出され、直接的にがん細胞の増殖や生存を促進します。

また、腫瘍間質は、がんが成長するために欠かせない腫瘍血管をつくりますが、新しく血管をつくるときは、ＶＥＧＦ（血管内皮増殖因子）といった血管新生因子が必要です。がんは自分でそのＶＥＧＦをつくって、どんどん新しい血管を増やしていきます。

こうして、がんは、正常細胞から栄養を奪い、患者さんの体を衰えさせていくのです。

しかもこの腫瘍血管が縦横に張り巡らされている腫瘍間質は、非常に高圧状態のため、リンパ球や樹状細胞といった免疫細胞は跳ね返されてしまいます。

いかにして岩を乗り越えるか

免疫治療は、言うなれば、非常によく走る高性能の自動車を、過去30年にわたって開発してきたようなものです。

そして、その高性能車は、抗ウイルス作用や免疫力アップといったがん以外のこと、あるいは、初期のがんに対してはよく働きますが、がんが進行すると、働きは悪くなります。

それは、今お話ししたような巨大な岩が阻んでいるからで、しかも、がんが大きくなればなるほど、その岩も大きくなるのです。

section 3 免疫にブレーキをかけるがんの働き

免疫チェックポイント

がん細胞が免疫の働きにブレーキをかけて、免疫細胞の攻撃を阻止していることが、最近になってわかってきました。免疫チェックポイントは、そのブレーキ部分のことで、免疫を阻む障壁としては最も強力なものです。

このブレーキを阻害する薬が、実際の治療で使用されるようになっています。

安定した走りを保つ仕組み

免疫チェックポイントについて、もう少し詳しく説明してみましょう。

自動車には、アクセルとブレーキがあります。この両方が備わっていなければ、怖くて運転はできません。

道路を走るとき、アクセルばかり踏んでいたら暴走してしまいますし、大事故につながりかねません。一方、ブレーキばかりを踏んでいたのでは、車はいっこうに進まず、車としての機能を果たすことができません。

私たち人間の体も、これとまったく同じで、アクセルとブレーキの両方を持っていて、いつも「ちょうど良い走り」をするように、できているのです。

「恒常性維持（ホメオスタシス）」という言葉を聞いたことがあるかと思います。これは、体を安定した状態に保とうとする仕組みです。簡単に言えば、調節のために両方が必要だということです。アクセルとブレーキは、

例えば、血圧や血糖値は一定の

免疫細胞の“アクセル”と“ブレーキ”

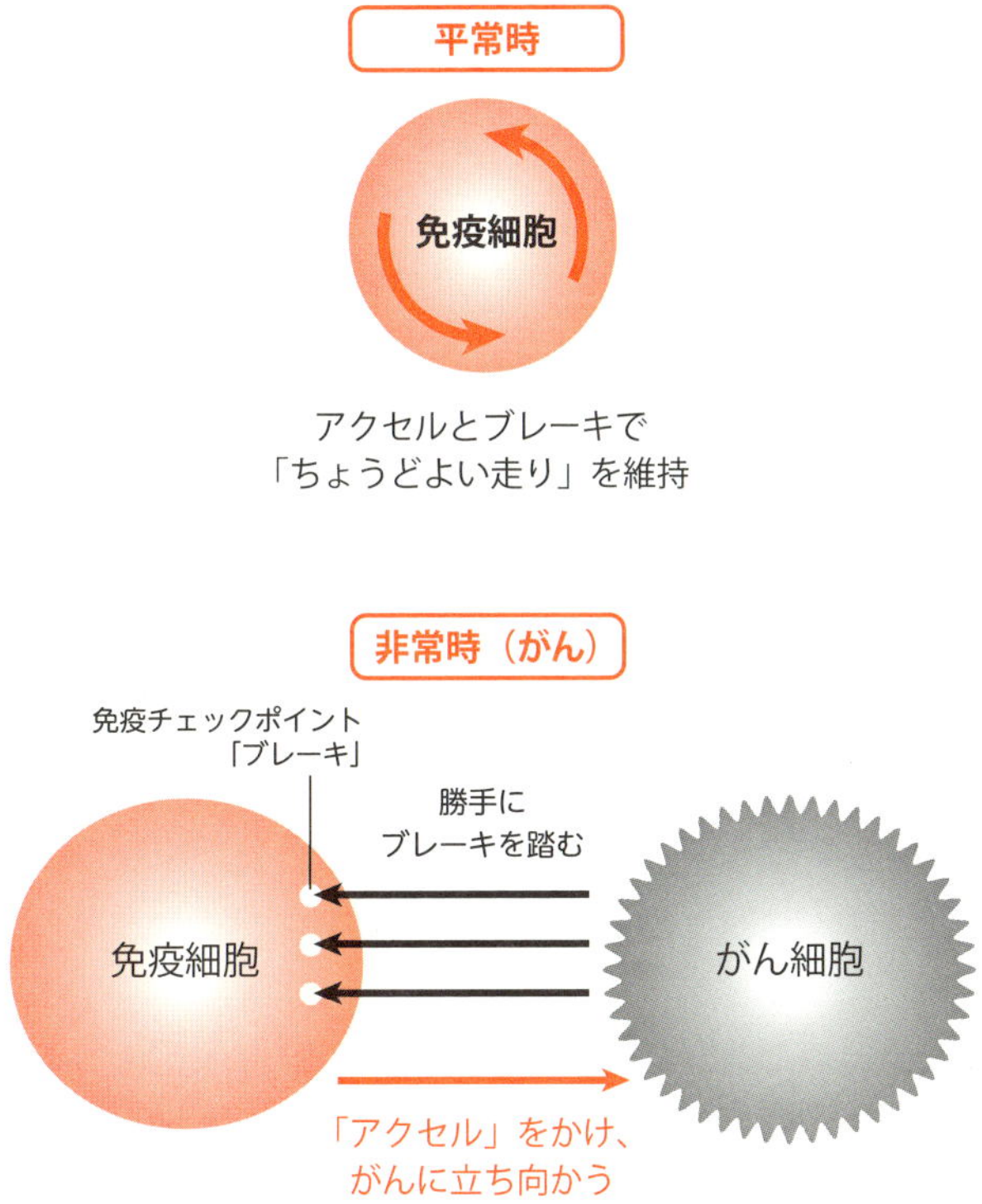

範囲内に保たれ、粘膜は一定の粘度の粘液で潤い、胃の中は胃酸によって、一定のpH（ペーハー／水素イオン指数）に保たれています。また、私たちは無意識のうちに、寒いと身ぶるいをして体温を上げようとし、暑いと汗をかいて体温を下げようとします。こうした働きが、恒常性維持です。

がんは、免疫を暴走させる

上の図を見てください。自動車のブレーキは、免疫チェックポイントです。そして、免疫細胞を活性化して、がん細胞を攻撃させるのがアクセルです。

では、がんになると、このアク

セルとブレーキは、どのように働くのでしょうか。

まず､がんの初期を見てみると、誰でもアクセルが加速するのがわかります。基本的に人間の体は、がんという「非常事態」になると、最初はそれに立ち向かうため、免疫細胞が活性化するのです。

特に、ＮＫ細胞といわれるリンパ球は、全身をパトロールしながら、がん細胞を見つけ次第、真っ先に攻撃しますから、がんの本当の初期段階では、その活性が上がることが知られています。

通常、なんらかの理由でアクセルが加速すると、今度は自然に、ブレーキがかかってきます。つまり、そうすることによって、私たちの体は平常運転にもどるわけです。恒常性維持ですね。

ところが、体の中にがんができていると、今度はそのがんが、勝手にブレーキを踏むのです。言い換えれば、がんが免疫チェックポイントを刺激して、免疫細胞を働けなくするということです。

がんの立場からすれば､がんが､どんどん勢力を拡大して、大きくなるためには、免疫系の攻撃を阻止することが急務です｡ですから、がんは、ブレーキを踏む足の数を増やそうと頑張ります。

足の数が増えれば、免疫からの攻撃が減ります。すると、がんはその分、大きくなることができます。大きくなれば、ブレーキを踏む足の数もまた増えます。まさに悪循環です。

だから、大きいがんほど、足の数も多くなって、四六時中ブレーキを踏んでいる状態になっているということです。

そうすると、どういうことが起こるかといいますと、免疫力が著しく低下してきます。がん患者さんの、直接の死亡原因の70％が肺炎ですが、それは、この免疫力の低下が最大の原因なのです。

がんが自分を守る手段

がんは、免疫チェックポイント

のほかにも、細胞性の免疫抑制因子（MDSC＝骨髄由来免疫抑制細胞、Tregなど）や液性免疫抑制因子（IL-6、VEGF、TGF-βなど）など、免疫からの攻撃を防ぐための、様々な手口を持っています。

しかし、例えばTregを動かすのは、がんにとっては、あまり効率がいいとはいえません。もちろん、自分の勢力を広げたいがんにとっては、「使えるものは何でも使う」ことが基本ですが、やはり効率のいいものを多用しているように感じます。

がんは、効率良く敵を叩く

がんの野望はどこまでも増殖し、患者さんの体を乗っ取ります。そのためにがんがしていることは、敵から自分を守ることと、敵を攻めることの2つです。

ところが、前にも言いましたように、細胞性抑制因子も液性抑制因子も、がんにとっては手下です。ボスは、当然、手下たちに対価を支払わなければなりません。つまり、液性因子や細胞性因子を使うことは、がんにとっては、エネルギーや栄養的なロスが非常に大きく、使い勝手があまり良くないのです。

しかし、守りばかりでは、がんは増えることができませんから、なんとか攻めの態勢を整え、相手に勝って、陣地を広げなければなりません。そこで、がんは免疫チェックポイントを刺激して、自分を攻撃してくる相手にブレーキをかけて、直接ブロックします。

手下を使うのではなく、がんが自分の手で、敵の攻撃機能を不全にしてしまうわけですから、非常に効率性が高いといえます。

ですから、がんは常にブレーキを踏む足の数を増やし、免疫系を抑えることに余念がないのです。

section 4

ブレーキを解除して免疫を走り出させる

ブレーキ解除は画期的な打開策

リンパ球のブレーキを覆って、がんがそのブレーキを踏めなくすると、今まで走ることができなかったリンパ球は、ロケットのようにダッシュしだします。

最初にお話ししましたように、これまで研究されてきた丸山ワクチンを始めとする免疫賦活剤や、インターフェロン、リンパ球、樹状細胞などを使った免疫治療では、がんに向かって、自動車は思うようには走ってくれませんでした。ところが、この「ブレーキ解除」によって、一気に解決するところまできたのです。

これは、がん免疫治療の歴史の中で、画期的なことです。

免疫とがんの力関係

がん細胞は、いわば免疫との兼ね合いで、質的な変化をとげていきます。このことを「がん免疫編集」といい、①排除相、②平衡《へいこう》相、③逃避相の3つの相からなります。

①排除相は、自然免疫系（生まれつき持っている免疫で、どのような外敵にも攻撃をしかける／非特異的免疫）と、獲得免疫系（後天的に獲得される免疫で、抗原を記憶して特異的な攻撃をする）の両方の免疫細胞が関与して、がん細胞を排除します。

私たちの体の中には、1日に何千個ものがん細胞が発生しているといわれますが、それでもがんにならないのは、この免疫系の力です。

しかし、その働きによっても完

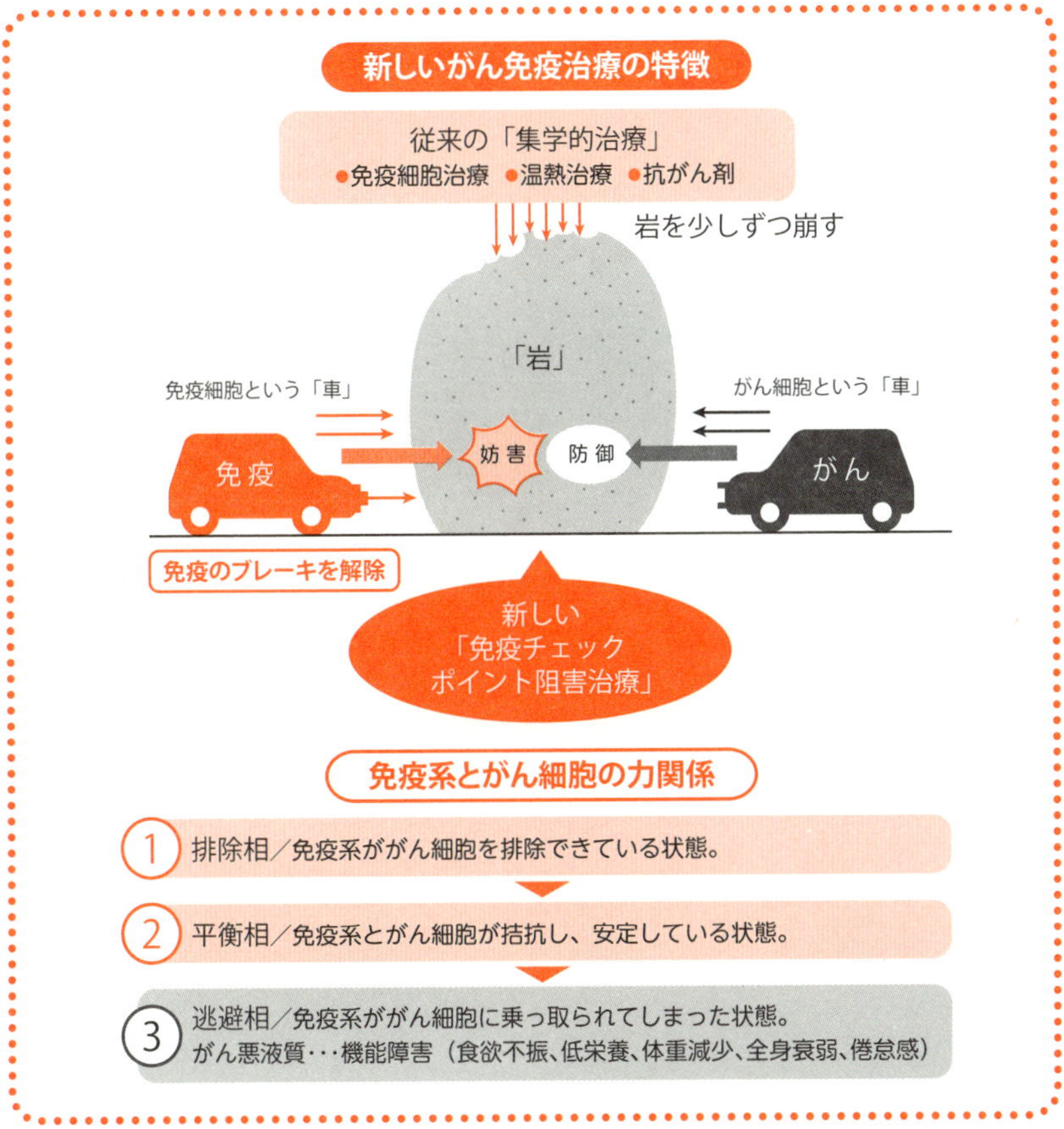

全に排除されずに生き残ったがん細胞があると、それらは②平衡相に入ります。

平衡相では、免疫細胞とがん細胞との相互作用により、消えもしない、大きくもならないといった状態が続きます。いわゆる「がん休眠」の状態です。

そして、この平衡状態が何らかの理由で破綻すると、ちょっとやそっとの免疫の力では死なないようながん細胞だけが増殖します。これが③逃避相です。

つまり、逃避相は、がんが大きくなって強い力を持つようになり、がんによって免疫が支配されてしまう状態、よく言われる「がん悪液質」は、この逃避相の状態を指します。

がん悪液質

さて、がんの進行に伴って、食欲不振、低栄養、体重減少、全身衰弱、倦怠《けんたい》感などが現れますが、こうしたがんによる機能障害が、がん悪液質です。

がん悪液質になると、脂肪組織のみならず、骨格筋が激減し、体重減少を加速させます。その結果、患者さんの生命力は著しく低下し、免疫細胞治療を行う上でも、大きな妨げとなります。さらに、一部の推計によると、がん死亡の3分の1近くは、がん悪液質が原因の可能性があるといわれています。ですから、がん悪液質を改善することが、がん治療をする上で、大変重要なことなのです。

悪液質の治療

そこで、これまでも、悪液質に対する様々な治療が行われてきました。

例えば、免疫細胞治療の妨げになる酸化体質を改善するために、高濃度ビタミンCやα-リポ酸を投与したり、食欲不振を改善するために、薬剤を使用したりします。ちなみに、食欲不振に対する薬には、消化管蠕動《ぜんどう》促進薬と食欲改善薬があります。

低用量の抗がん剤（従来型の抗がん剤）や、低用量の分子標的薬を用いることもあります。低用量では、がん本体を叩くことはできませんが、がんの活動を抑え、同時に、がんがつくり出す悪性因子をも抑制します。例えば、mTOR阻害薬もその1つで、これはがん細胞の分裂や増殖などに関わっているmTORという因子を阻害する分子標的薬です。

「岩を崩すこと」の限界

このように、免疫細胞を阻む岩（障壁）を少しずつ崩すような工夫をしてきましたが、多くの薬剤が、体調不良につながることは否めません。われわれ医師は、常に、患者さんの体調と岩の崩れる状態とを見ながら、微妙な調整を行ってきたというのが、正直なところです。

もちろん、一定の効果はありました。リンパ球や樹状細胞を使った免疫細胞治療や温熱治療、あるいは抗がん剤などを使った治療など、その時ある、様々な治療技術を戦略的に組み合わせた「集学的治療」を行うことで、その治療効果が上がることを、私は多数経験しています。

例えば、がん病期が3期・4期の患者さんの2年生存率（すべてのがんの平均）は、リンパ球治療だけでは30％だったのが、集学的治療では60～70％までいきました。しかし、これが4年生存率になると、集学的治療でも、残念ながらその半分の30～35％になってしまいます。

つまり、どんな集学的治療を創意工夫して行ったとしても、4年で約7割の方は生命を落としてしまう現実があったわけです。

アクセル全開の免疫細胞

ところが、ここにきて、状況ががらりと変わったのです。

逃避相にある、進行した悪液質を伴ったがんであっても、がんが踏んでいる免疫細胞のブレーキを解除することによって、それまで走ることができなかった免疫細胞が元気になって、力強くアクセルを入れて走り出す。つまり、免疫系の機能が回復して、再び、がんを攻撃するようになるのです。

繰り返しますが、免疫細胞治療の最大の障害は、免疫チェックポイントです。

免疫チェックポイントを阻害する、すなわち、がんによってブレーキがかかった免疫の攻撃力を回復させる。これが、今、がん治療で最も注目されている、患者さんの負担も極めて少ない「免疫チェックポイント阻害治療」です。

section 5 岩を破壊して、通り道をつくる

強いリンパ球を体内に供給

当クリニックでは、患者さんのリンパ球を、体の外でがんと戦えるように改良し、増殖させてまた体に戻す「活性化リンパ球治療」を、2002年から行っています。

ある程度進行したがん患者さんの体内は、リンパ球が活性化しにくい状況に陥っていますから、がんと果敢に闘う強いリンパ球をつくることが必要というわけです。

具体的には、患者さんの静脈から血液を採って、その血液からリンパ球層を分離し、そこにリンパ球を成長させる物質や情報を加えて培養します。すると、弱りきっていたリンパ球は勢いよく増殖し、元気をとりもどします。そうしてつくった、がんを攻撃する能力の高い優秀なリンパ球を、患者さんの体に戻すわけです。

発見された「真の敵」

ところが、既にお話ししましたように、がんには、免疫の働きにブレーキをかける免疫チェックポイントがあることが、今ではわかっています。

つまり、私どもが今まで行ってきた活性化リンパ球治療は、体にどんどん優秀なリンパ球を入れてはいたものの、(これまでは存在が確認すらされていなかった)がんがつくった巨大な岩の、最も手強い相手である免疫チェックポイントを見過ごしていたわけです。

様々な工夫をして、せっかく、がんをやっつける精鋭部隊をつくったのにもかかわらず、免疫チェックポイントという大きな障

“ダイナマイト„の役割を果たす「免疫チェックポイント阻害薬」

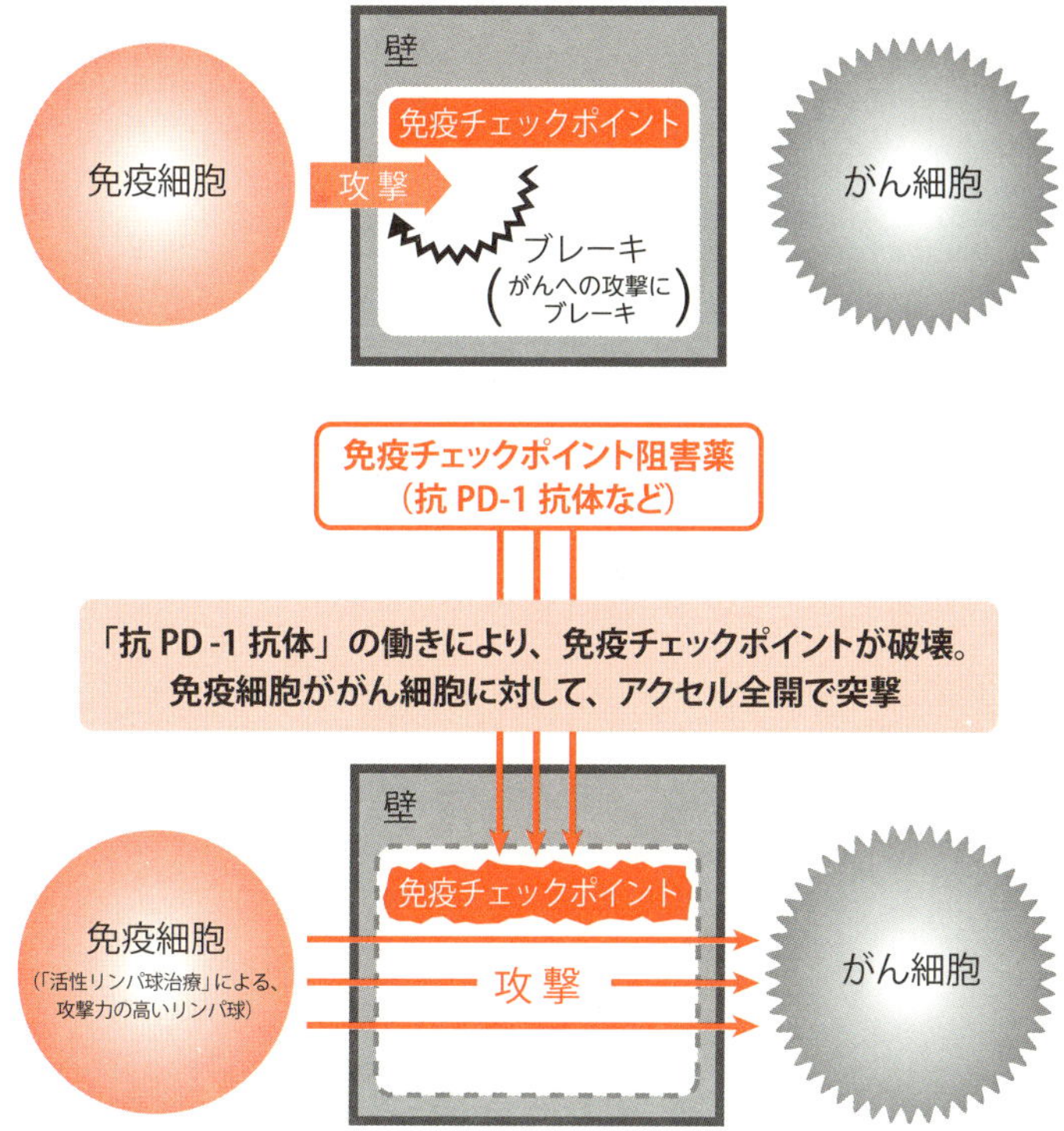

壁があるために、このリンパ球の精鋭部隊は、なかなかがんに到達することができなかったのです。

とはいっても、リンパ球の精鋭部隊の中には、岩の壁を突破してがんを攻撃したものもいました。精鋭部隊の隊員の数が多ければ、突破する隊員の数も増える、ということです。また26ページで触れたように、岩の隅っこを少しずつ壊していくという手もあります。それによっても、一部のリンパ球をがんに到達させ、がんを攻撃できることは、すでにお話しした通りです。ただし、それではあまりに時間がかかってしまいます。

そこで、巨大な岩をダイナマイ

トで一気に破壊してしまおうというわけです。

つまり、岩の中心的存在である免疫チェックポイントを壊して、免疫にかかったブレーキを解除するのです。

抗ＰＤ－１抗体

ダイナマイトの役割を果たすのが、例えば「抗ＰＤ－１抗体」です。

前にも触れましたように、私たちの体の中には免疫チェックポイントが複数あり、その代表的なものが、「ＰＤ－１・ＰＤ－Ｌ１経路」と呼ばれているものです。

この後、40ページで詳しくお話ししますが、がん細胞にはＰＤ－Ｌ１というアンテナの機能を持ち合わせた「鍵」があって、がんを攻撃するリンパ球を見つけると、リンパ球のＰＤ－１という「鍵穴」に結合します。

この鍵と鍵穴は、ピッタリと合うようにできていて、鍵が鍵穴に差し込まれた瞬間、リンパ球の動きが止まってしまいます。

逆に言うと、ＰＤ－１とＰＤ－Ｌ１が結合しなければ、リンパ球のブレーキはかからないということになります。

抗ＰＤ－１抗体は、例えて言うなら、がんが自分の鍵をリンパ球の鍵穴に差し込むことができないように、鍵穴をふさぐ「蓋」です。

抗ＰＤ－Ｌ１抗体というのもありますが、これも抗ＰＤ－１抗体と同様に、がんの鍵とリンパ球の鍵穴の結合を阻止して、リンパ球にブレーキがかからないようにするための薬です。

抗ＰＤ－１抗体の特長

がんを守っている岩を抗ＰＤ－１抗体で破壊すると、優秀なリンパ球が、がんを目がけて怒涛のように走っていきます。

当クリニックで行っている活性化リンパ球治療には、混合型リンパ球治療、特殊型リンパ球治療、超特異的リンパ球群連射治療などがありますが、岩を破壊することによって、従来に比べ極めて効果的に治療を進めることができます。

なかでも大きな特長は、「判定が早い」＝「早く効果がわかる」ということで、このことは患者さんにとっても、治療する医師にとっても幸いなことです。

当クリニックでは、「短期集中治療」を行っています。

この治療では、難治性・進行性のがんをできるだけ早い時期にダウンステージさせ、体力の回復を目指しながら集中的に治療していきます。病状が好転することにより積極的な治療が可能になりますが、抗PD-1抗体を使えば、さらなる時間の短縮が実現できます。

言い換えると、抗PD-1抗体でがんの岩を取り払い、指令を出す樹状細胞を使って、優秀なリンパ球をがんへと導くわけです。

この新型の短期集中治療の治療回数は、3週ごと2回のみ。効果がある場合は、この段階で、がんが大幅に縮小するのです。

従来（旧型）の短期集中治療は、2～3日おきに活性化リンパ球治療と樹状細胞治療を行い、それを約6週間続けるというものでした。つまり、トータルで、リンパ球治療、樹状細胞治療、それぞれを約12回も行うのです。

しかも、それで大幅に改善が見られるというよりは、積極的な治療を可能にする、すなわち、治るきっかけをつくるに留まるものでした。治るまでには、その後最低6か月くらいはかかりますし、長い患者さんになると、2～3年はかかることになります。

その点、抗PD-1抗体を使った治療は、効果が早くわかるため、大変効率が良いのです。

もし、抗PD-1抗体の効果が思わしくない場合は、速やかに別の免疫チェックポイント阻害薬に切り替えることができます。進行性のがんは時間との勝負になりますから、この「時短」は、非常に注目すべきポイントです。

section 6

がん幹細胞の打倒で根こそぎ解決

「がんの本体」はがん幹細胞

「がん幹細胞」という言葉を、聞かれたことがあるでしょうか。

がんの内部にはたくさんの「がん子細胞」と、ほんの少し（1～2%）のがん幹細胞が存在していて、がん幹細胞によってがんは維持されています。

言うなれば、がん幹細胞は「がんの本体」です。子細胞と決定的に違うのは、①分裂して自分と同じ細胞をつくる能力（自己複製能）と、②様々な細胞に分化できる能力（多分化能）があることで、まるで、働き蜂を産む女王蜂のように、がん子細胞を次々に増やしていきます。

ですから、いくら子細胞を退治しても、がん幹細胞がそのまま生き残っていたならば、治療の意味はないのです。

幹細胞が倒せないとどうなる？

抗がん剤治療を進行性がんに対して行うと、かえってがんの悪性度を増加させ、転移や増殖力を強めることに繋がってしまいます。これは、がん組織に占めるがん幹細胞の割合を増やしてしまうことが一因と考えられます。

抗がん剤治療を繰り返すと、その度にがん幹細胞の割合が増え、子細胞の割合が減って、最終的にはがん幹細胞の塊《かたまり》ができてしまいます。がん幹細胞は、抗がん剤の刺激を受けると細胞の分裂周期をストップさせ、その間に、自分の細胞修復力を養うのです。

こうして、抗がん剤によって、いったんは小さくなり、おとなし

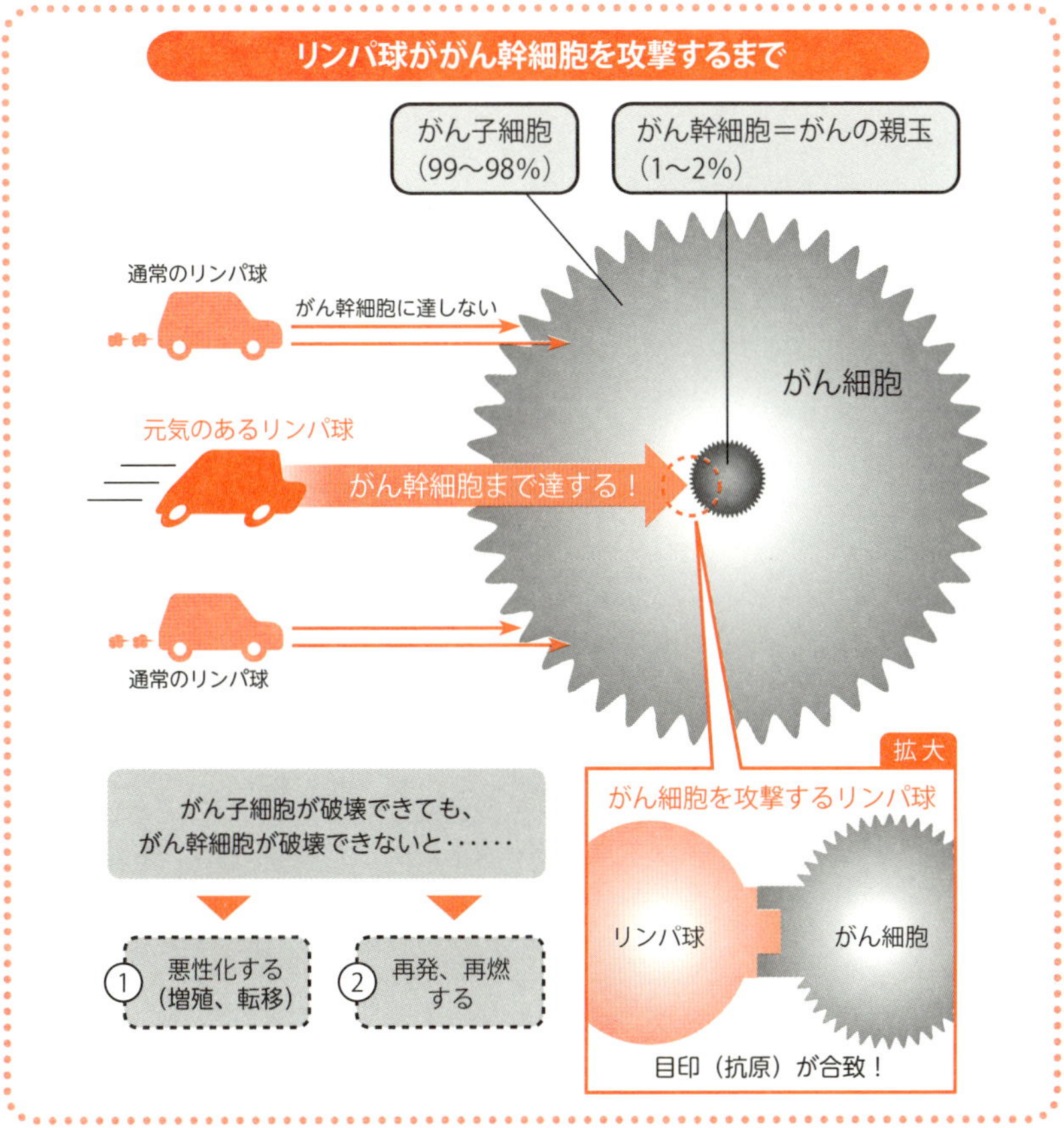

くなったかのように見えたがんは、さらなるパワーを溜め込み、もっと手強いがんと化してしまいます。

リンパ球 対 幹細胞

しかも、がん幹細胞は、周りをたくさんの子細胞に囲まれながら、がん組織の奥の奥に隠れています。ですから、リンパ球ががん幹細胞まで到達するようにするためには、元気がよく、スピードのあるリンパ球が、たくさん存在していることが必要です。先述の活性化リンパ球治療は、その意味では理にかなっているのです。

しかし、リンパ球自体にブレー

キがかかってしまったらどうでしょう。走り出したリンパ球も途中で止まってしまい、永遠にがん幹細胞に到達できないことになります。快調に飛ばしていたランナーが、足の痙攣《けいれん》で突如ストップしてしまって、走れなくなるようなものです。

つまり、リンパ球を活性化したり、あるいは数多く投入したとしても、ブレーキがかかった状態では、がんの親玉であるがん幹細胞に届いてくれません。ところが、ブレーキを解除することさえできれば、リンパ球の動きが加速し、がん幹細胞にしっかり行き着くようになるのです。

「目印」の存在が攻撃のカギ

もう1つの課題は、リンパ球ががん幹細胞に到達したとしても、そのがん幹細胞をやっつけることができるのか、ということです。

まず、リンパ球ががん幹細胞を攻撃するためには、両者の距離が密着する必要があります。リンパ球は、がん幹細胞の目印（抗原）を見つけて、そこに接着して、はじめて攻撃を開始するのです。

ここで重要になってくるのが、いかに確実な目印を見つけるか、ということです。目印には様々あり、いい加減な目印は、がん幹細胞の核につながっていない可能性が高いのです。リンパ球がそこに攻撃を加えても、がん幹細胞を破壊することはできません。

「新生抗原」は、新しく生まれたがんの目印を使ってつくられる、新しいタイプの対がん幹細胞のためのワクチン（がんワクチン）です。このワクチンを用いてがん幹細胞を攻撃すれば、より確実にがん幹細胞を倒すことができ、治療成績が大幅に向上するのです。

再発・再燃と幹細胞

ところで、がんを患った方が一番心配されることとして「再発」「再燃」が挙げられると思います。

再発は「一度治って、再び発症

するこ と」、再燃は「がんが1回小さくなって、また大きくなること」です。

今の患者さんが望んでいることは、治る治療はもちろんのこと、それと同時に「再発・再燃しにくい治療」ではないでしょうか。

再発や再燃を防ぐ最善の手だては、がん子細胞ではなくがん幹細胞をくまなく攻撃し、一掃することです。

いくらがん子細胞を退治しても、がん幹細胞が残っていれば、がんはどんどん悪性化していきます。逆に、がん幹細胞をやっつけておくと、親玉がいなくなるわけですから、再発・再燃の可能性は極めて低くなります。

抗PD-1抗体の可能性

旧型の短期集中治療では、膨大な治療スケールにもかかわらず、再発・再燃を防ぎきることはできませんでした。

薬物を何度も繰り返し投与すると、当初と同じ効果が現れなくなります。この現象が耐性（薬剤耐性）です。微生物やがん細胞が薬に慣れてしまい、薬より強くなってしまうのです。がん免疫細胞治療でも、これと同様のことが起こります。

少なくとも、抗PD-1抗体が治療薬として登場する前は、がん細胞が耐性を発揮し、免疫治療の大きな問題点の1つとなっていました。

しかし、抗PD-1抗体治療を行うようになってからは耐性が出にくくなり、それに伴って、再発・再燃の危惧も軽減されてきています。

このように、抗PD-1抗体は、免疫細胞治療を奏効させるキーポイントといえます。そして、そのための重要なアイテムが新生抗原なのです。

section 7

チェックポイント阻害薬の代表 抗PD-1抗体

続々と出てくる研究成果

　2015年、米国のジョンズ・ホプキンス大学キンメルがんセンターの研究チームが、免疫チェックポイント阻害薬に関する研究結果を発表しました。その内容は、次のようなものでした。

「従来の治療法では手の施しようがないタイプの乳がんに冒《おか》され、他の部位にも転移している患者さん21人に対し、免疫チェックポイント阻害薬を投与した。すると、4分の1以上の患者さんに効果が認められ、そのうち2人はがん細胞が縮小し、他の2人は寛解《かんかい》（がん細胞が検出されない状態）になった」

　また、悪性黒色腫（メラノーマ）は、5年生存率が10％前後という大変危険ながんですが、米国と日本の治験では、「がんの増殖を抑制するだけでなく、がん細胞がほぼ消えてしまう患者もでた」と報告されています。

　そして、米国で行われた他の抗がん剤と比較する治験では、既存の抗がん剤の使用をやめて、免疫チェックポイント阻害薬・抗PD-1抗体に切り替えるべきという結果も出ています。

免疫チェックポイントの機能

　免疫チェックポイントというのは、がんが免疫細胞にかけるブレーキのようなものです。そして、そのブレーキを阻害、あるいは解除する薬が免疫チェックポイント阻害薬で、その代表が抗PD-1抗体です。

　ここでは、免疫チェックポイン

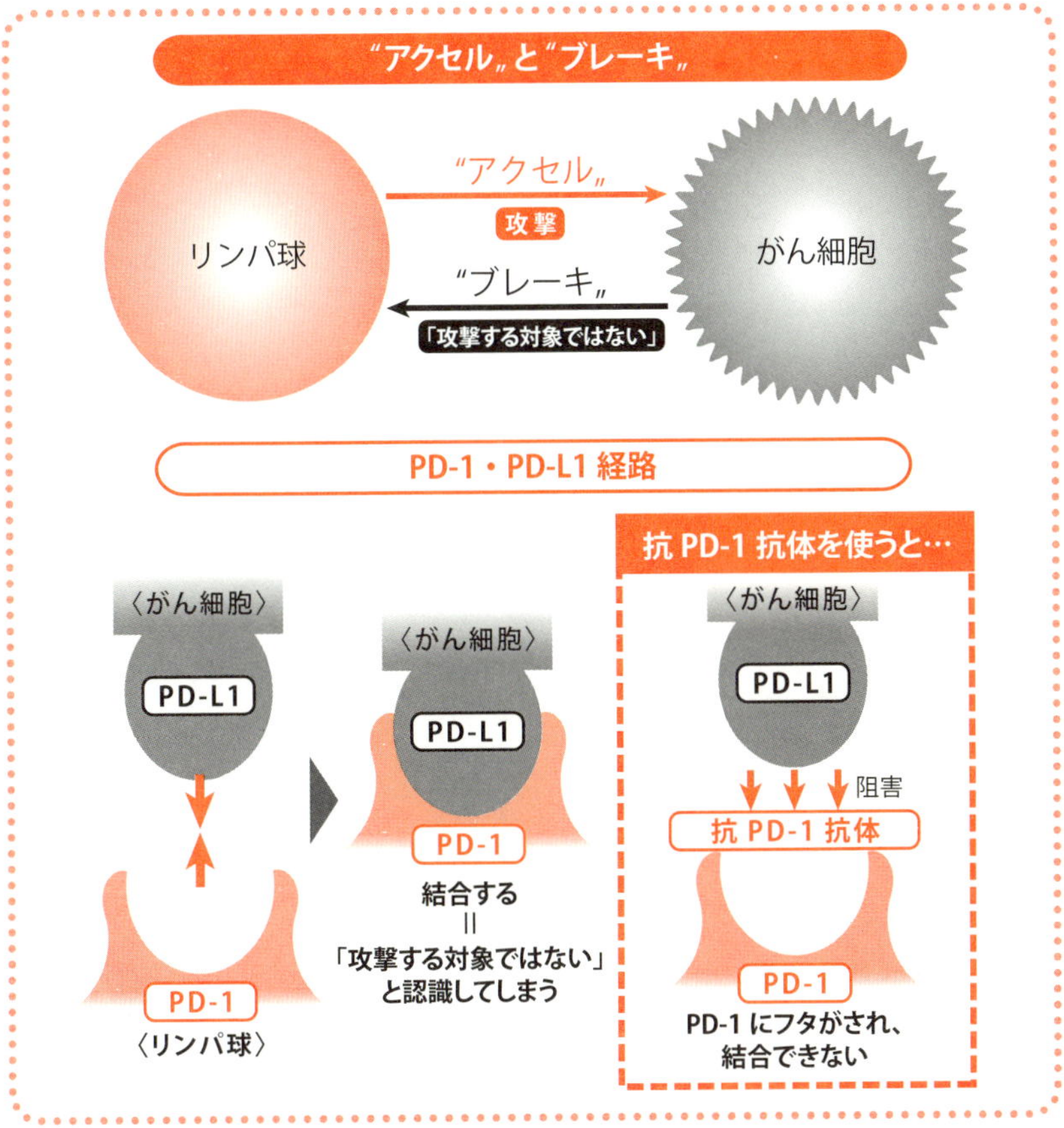

トについて、もう少し詳しく見ていくことにしましょう。

免疫チェックポイントは本来、免疫系の暴走を抑制するためのものなのです。

免疫とは、体が持っている防御システムです。詳しく言うと、ウイルスや細菌といった病気の原因になる微生物やがん細胞などの「自分とは違う」異物を攻撃し、排除しようとする動きです。

人間の体の中では、この免疫という名の車の「アクセルを踏むか」「ブレーキを踏むか」の舵取りが、絶えずなされています。

免疫細胞は、何らかの刺激を受けると、スタンバイ状態になります。要するに、いつでも走り出せる状態です。例えば、花粉、風邪のウイルス、あるいはがん細胞が発現したときなどにも、こうした状態に切り替わります。

しかし、やみくもに走り出したりはしません。その前に、今の状態で放置していいか、免疫細胞を出動させたほうがいいのか……など、常にチェックを行い、判断を下します。

アクセルとブレーキ

免疫力は、本来ならば、抗ウイルスや抗がんといった作用を生み出します。

しかし、免疫力が悪い方向に働いてしまうと、関節リウマチや炎症性腸疾患などの自己免疫疾患や、花粉症などのアレルギーを引き起こしてしまいます。

その原因は、免疫系が活性化されすぎたことにあります。免疫系のアクセルを間違えて踏んでしまったために免疫系が暴走し、免疫細胞は、自らの体を攻撃してしまうのです。

こうした暴走状態にストップをかけるのが、免疫チェックポイントのもともとの役割です。

がん細胞は、免疫チェックポイントのシステムを逆手にとって、免疫系の働きにブレーキをかける仕組みを獲得しています。がんが、このシステムを乗っ取ったといってもいいでしょう。

阻害薬が果たす役割

リンパ球ががんを攻撃しても、がん細胞がブレーキをかけてしまったなら、その一連の流れは止まってしまいます。がんがブレーキを乗っ取るときの妨害経路の1つが、PD-1・PD-L1経路です。

PD-L1というのは、がん細胞の表面にある物質で、PD-1は、リンパ球上にあるPD-L1のいわば「受け皿」です。

この2つは、鍵と鍵穴のようにぴったりと合う関係で、結合すると、がん細胞からリンパ球に「これは攻撃対象ではない」という信号が送られます。するとリンパ球は「そうだったのか」と納得して、動かなくなります。がんは、リンパ球をまんまとだまして、その攻撃から逃れるのです。

がんと戦うべき免疫細胞たちは、がんのずる賢い陰謀によって、次から次へとブレーキをかけられ、立ち往生してしまいます。

ここに目をつけたのが、リンパ球にあるＰＤ-１という受け皿に蓋をすることで、がん細胞のＰＤ-Ｌ１が結合しないようにし、がん細胞がリンパ球の攻撃にブレーキをかけるのを妨げる、という治療法です。

すなわち、免疫チェックポイント阻害薬を用いた治療で、その代表が抗ＰＤ-１抗体治療です。

PD-1がもたらす新時代

ＰＤ-１という免疫のブレーキ分子は、１９９２年、京都大学名誉教授の本庶《ほんじょ》佑《たすく》氏らの研究グループによって発見されました。

本庶氏は、免疫細胞が持つ、この役割不明なタンパク質の働きを探るため、遺伝子操作でＰＤ-１がないマウスをつくり、観察を行ったところ、心臓に炎症が起きました。ＰＤ-１がないマウスでは、免疫細胞が暴走し、自分自身の正常な細胞を攻撃してしまったのです。このことから、謎のタンパク質が免疫抑制に関係していることが判明。１９９９年にはその仕組みが解明され、同時に創薬の研究開発が本格的に始まることになりました。実際の治療薬候補が完成し、治験が開始されたのは２００６年。実用化したのはつい最近で、２０１４年９月です。

ＰＤ-１がもたらすがん治療の新たな時代は、まだスタートしたばかりです。

section 8

抗PD-1抗体、その実力と展望

目をみはる臨床の結果

抗PD-1抗体に代表される免疫チェックポイント阻害薬は、その革新的効果によって、大きな注目を集めています。最近では、世界中の研究機関でその有効性が検証され、著名な医学誌で報告が相次いでいます。

例えば、日本国内の製薬会社によると、切除不可能で転移のある悪性黒色腫の末期の患者さんたちに抗PD-1抗体薬を投与したところ、そのうちの43%にがん細胞増大のストップが見られました。しかも、その23%（全体の約10%）の人には、がんの縮小が確認されました。

また、米国のがん研究機関では、免疫チェックポイント阻害薬を投与された患者さんのうち61%のがん細胞が小さくなり、22%の方々が寛解の状態になったといいます。

米国の有名大学の研究チームでも、他の治療法で効果が得られなかった進行性の非小細胞肺がんの患者さんのうち、半分以上の方々のがん細胞にPD-L1が現れており、そのうち45%で、免疫チェックポイント阻害薬の効果が確認できたということです。

米国の製薬会社の研究でも、免疫チェックポイント阻害薬によって、化学療法の効果が望めない、転移がんで末期の肺がんの患者さんの死亡リスクが、抗がん剤治療と比べて40%も軽減されたことが報告されています。

欧米の研究機関は、白血病、前立腺がん、卵巣がん、膀胱《ぼうこう》がんな

抗PD-1抗体はがん治療をこう変えていく

抗PD-1抗体の臨床結果が、世界各地で積み重ねられている
そしてこれからは……

①より多くのがん種で

いままで 限られたがん種に対し、優先的に使用

▼

これから その他のがん種でも、積極的に使用

②完治をあきらめかけていた人でも

いままで 進行がん・転移がんで余命宣告

▼

これから 進行がん・転移がんにこそ「抗PD-1抗体」

③まったく異なった方法論で、がんに立ち向かえる

いままで 「攻める」から「管理する」免疫治療へ

▼

これから 「ブレーキの解除」という、発想の大転換

どといった様々ながん種に対しても、免疫チェックポイント阻害薬が効果をもたらす可能性を示唆しています。

多様ながん種で臨床試験中

革新的な効果が報告されている免疫チェックポイント阻害薬ですが、現在は、従来の治療法で対処できるがん種よりも、悪性黒色腫や肺がんといった、治療の難しいがん種に対して、優先的に臨床試験が行われています。

しかし、今後は、悪性黒色腫や肺がん以外のがん種でも可能性が確認されることは必至です。

事実、胃がん、腎細胞がん、頭

頸部がん、食道がん、脳腫瘍、膀胱がん、白血病など20以上のがん種で臨床試験がスタートしています。

当クリニックでも成果が

当クリニックでも、２０１６年３月までに、約70人の患者さんに抗ＰＤ－１抗体を使った治療を行いましたが、リンパ球治療や樹状細胞治療と併用すると、数倍の効果があることが確認できました。

当クリニックの患者さんのほとんどは、地元の基幹病院で余命６か月以内と宣告され、「もうこれ以上の治療は無理だ」と匙を投げられた、難治性の進行がん・転移がんの患者さんです。そうした、従来の方法では手の施しようがなかったがん患者さんに著効しているのが抗ＰＤ－１抗体なのです。

革新的効果と言うゆえんは、ここにあります。

新しい「攻める」免疫治療

１９６０年にノーベル賞を受賞したオーストラリアの免疫学者マクファーレン・バーネット氏は、１９５０年代に「がん免疫監視説」を提唱しました。この説は「人間の体の中では、毎日３０００個ものがん細胞が生まれているが、免疫系がこれを排除して、がんにならないようにしている」というものです。この説を支持する研究者たちが、がんを免疫で抑え込む治療法の開発に長い時間を費やして取り組んできたわけです。

ここまでが、既存の「攻める」免疫治療＝免疫細胞の攻撃力を高め、アクセルを踏み込む免疫治療です。「攻める」という点では、抗がん剤治療も同じです。

しかし、この方法はなかなかうまくいかず、免疫治療は「管理」あるいは「司令塔」の時代となりました。例えば、Ｔｈ１・２や樹状細胞の治療がその代表例です。

樹状細胞は、リンパ球の一種であるＴ細胞に対しがんの特徴を教え込む「抗原提示能力」を持っています。がん細胞に付着した樹状細胞はがんの目印（抗原）を分解し、自らの細胞表面に、そのがん細胞の目印を出します（提示）。そして、攻撃部隊であるT細胞にがんの特徴を伝えて「攻撃せよ」という指令を出します。こうした樹状細胞の働きを利用したのが樹状細胞治療であり、ペプチドワクチンと組み合わせることで、さらに確実な指令を出すことができます（分子標的樹状細胞治療）。

　また、T細胞には「ヘルパーT細胞」という種類があって、機能的に細胞性免疫のTh1と、液性免疫のTh2に分かれています。

　樹状細胞が抗原の情報を提示すると、ヘルパーT細胞はTh1になり、キラーT細胞にその情報を直接伝えます。いわば、樹状細胞が総司令官で、Th1は攻撃部隊隊長です。

　ちなみに、Th1とTh2は、相互に抑制しあってバランスをとっています。一般に「免疫力が強い」といわれるのは、Th1とTh2の比率が10対1以上のときです。

抗PD-1抗体への期待

　そして現在は「がんによってかけられた免疫細胞のブレーキを外す」ことが注目されています。

　免疫細胞にブレーキがかかっていると、いくらアクセルを踏んでも、免疫は応答しません。ところが、がんによる「じゃま立て」を外すことができれば、リンパ球という車は走ります。これは、まさに発想の大転換です。

　さらに、抗PD-1抗体治療には副作用をコントロールしやすいという利点がありますし、耐性ができにくく、比較的短期間で効果が出るといった利点もあります。

　ただし、免疫治療開始から6か月経っても効果がない場合でも、引き続き治療をして、その3か月後に効果が出たというケースもあります。

section 9

がんとの情報戦を制する抗CTLA-4抗体

抗CTLA-4抗体

免疫チェックポイント阻害薬は世界各国で開発が進められていますが、すでに承認されているものの1つに「抗CTLA-4抗体」と呼ばれるものがあります。

実は、この抗CTLA-4抗体は、抗PD-1抗体より早く発売されたのですが、副作用がやや多いのと、単独での効果があまり大きくないという理由から、どちらかと言うと「抗PD-1抗体との併用」という、脇役的な存在となっています。

がんと免疫の情報戦

抗PD-1抗体は、がんが直接リンパ球という車にブレーキをかけるのを防ぎ、車ががんのほうへ行くようにする手法でした。

抗CTLA-4抗体は、免疫の司令塔である樹状細胞に手を回して、リンパ球（T細胞）の攻撃を促すというものです。

リンパ球がパトカーなら、樹状細胞は警察本部の司令塔（通信指令室）のようなものです。

通信指令室は、がん細胞という悪者を発見すると、その情報をパトカーに伝えて、がんの居場所に急行するように指示を出します。樹状細胞はリンパ球へ向けて「あそこにがん細胞がいるから、すぐに行って倒してきなさい」と指令を送るわけです。

通常の場合、このようにして、樹状細胞が情報を正しく伝えてくれるのですが、がんはがんでこの動きを察知し、樹状細胞に先回りをして、攻撃を中止させる「悪の

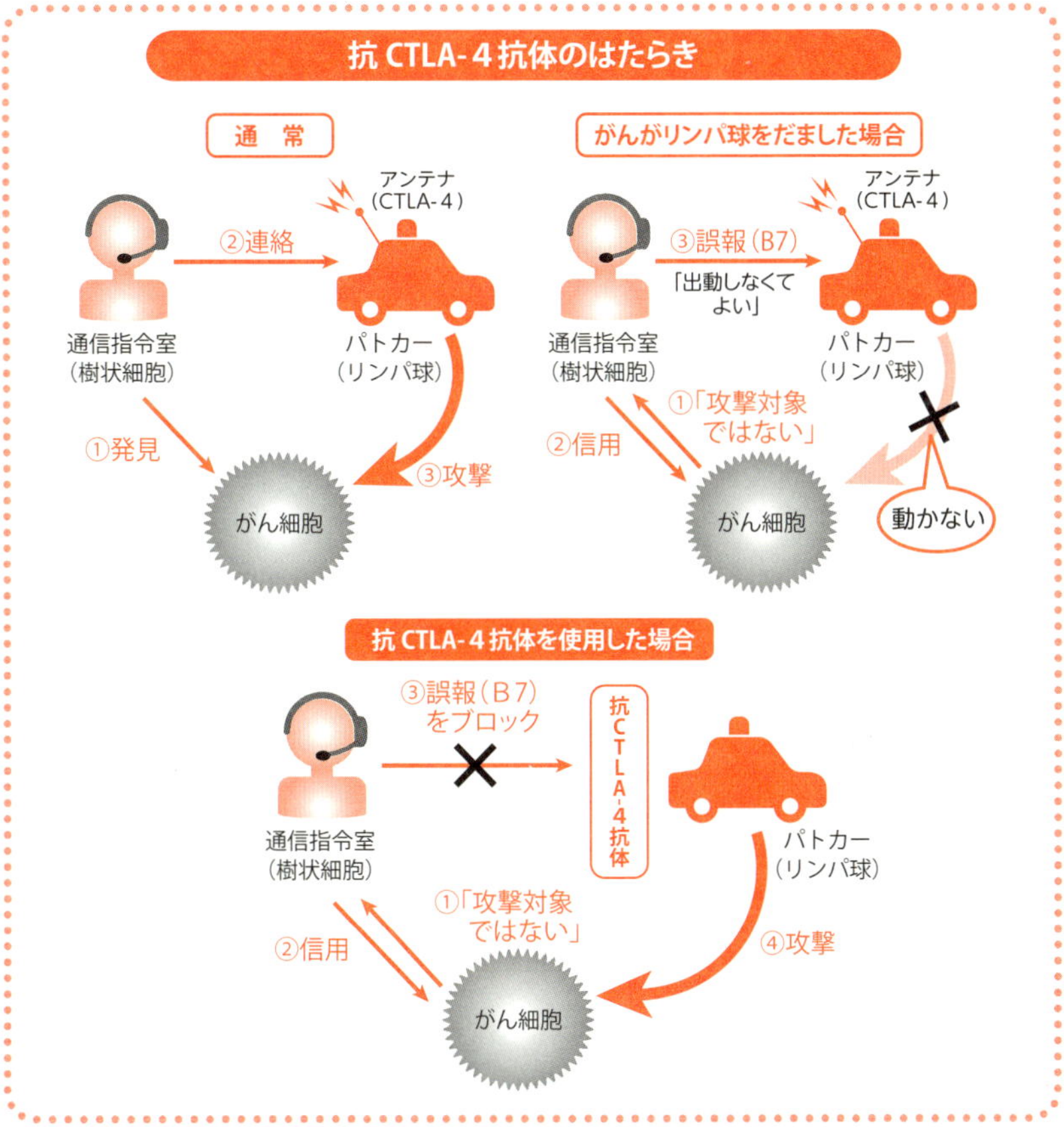

指令」を出すのです。

この指令をすっかり信用してしまった樹状細胞は、がんを倒そうとやる気満々だったリンパ球に「もう出動する必要はない」と、誤った情報を流してしまいます。

通信指令室（樹状細胞）からの情報を受け取る、パトカーに搭載された「受信機」にあたるのが、T細胞に出ている分子・CTLA-4です。

また、がんからの悪の指令にもとづいて、通信指令室から送信される「ウソの情報」にあたるのが、樹状細胞に出ているB7という分子です。

B7がCTLA-4を刺激する

と、パトカーはまったく走らなくなってしまいます。がんが、間接的に車のブレーキをかけたということであり、B7／CTLA-4経路は、がんが免疫系から乗っ取った妨害経路ということになります。

副作用のおそれも

このB7／CTLA-4経路を阻害するのが、抗CTLA-4抗体です。つまり、がんによって仕組まれた偽情報の送信をブロックして、パトカーを出動させ、がんを攻撃させるのが、抗CTLA-4抗体なのです。

悪性黒色腫の臨床試験では、「抗CTLA-4抗体は、ペプチドワクチンの併用、非併用にかかわらず、ワクチン単独治療と比較して、有意に全生存期間の延長（+3.7か月）を認め、1年生存率は46％と改善した（+20％）」と報告されています。

ただし、抗CTLA-4抗体には副作用の問題があります。抗体の投与によってリンパ球が走り出す一方で、自己免疫疾患を発症することが報告されています。

例えば、ある臨床試験では、抗CTLA-4抗体を投与した患者さんの60％に有害事象がみられ、その多くが皮膚あるいは消化管に関する自己免疫疾患であったことが確認されています。

したがって、抗CTLA-4抗体は、副作用を抑えつつ、リンパ球が活発に働くことを維持するのに、今後の検討が必要と考えられますし、抗PD-1抗体よりも慎重に扱うことが望まれます。

慎重な治療を

個人的な見解としては、通常は、抗PD-1抗体単独で使用し、それで効果があまり認められないようであれば、抗CTLA-4抗体を併用するというのが、ベストだと考えます。

例えば、抗PD-1抗体治療を1回行ってみて、3か月でがんが

50％に縮小したとしたら、抗ＣＴＬＡ-４抗体を使う必要はありません。

ところが、３か月経っても10％しか縮小しなかったとしたら、その場合は、使用を検討してもいいのではないかと考えます。

また、抗ＰＤ-１抗体を使っても現状維持に留まる場合、当クリニックでは、ペプチドワクチンを搭載した樹状細胞での治療（分子標的樹状細胞治療）を併用して行います。

他治療法との相乗効果

最近、他の薬剤と免疫チェックポイント阻害薬を組み合わせることにより、相乗効果の可能性を検証する臨床試験が、積極的に行われています。

併用する治療には、例えば、他のチェックポイント阻害薬、抗がん剤、がんワクチン、サイトカイン療法などがありますが、抗ＰＤ-１抗体と抗ＣＴＬＡ-４抗体の併用治療もその１つです。

米国食品医薬品局（ＦＤＡ）は、２０１５年９月、未治療の進行期悪性黒色腫に対して、抗ＰＤ-１抗体と抗ＣＴＬＡ-４抗体による併用治療を迅速に承認しました。

またＦＤＡでは、２０１６年１月にも、切除不能または転移性の悪性黒色腫において、これら２つの免疫チェックポイント阻害薬の併用治療を承認しました。

ちなみに、９４５人の未治療の進行期悪性黒色腫の患者さんを対象にした第３相試験「CheckMate-067」では、無増悪生存期間（ＰＦＳ）の中央値は、抗ＰＤ-１抗体・抗ＣＴＬＡ-４抗体併用群が11・５か月なのに対し、抗ＰＤ-１群が６・９か月、抗ＣＴＬＡ-４群が２・９か月で、良好な結果が出ました。

切除不能または転移性の悪性黒色腫での併用が承認されたのは、この「CheckMate-067」の試験結果を踏まえ、適応拡大が承認されたためです。

section 10

環境を整えて治療効果を上げる

より治療効果を上げるために

がんがかけたリンパ球のブレーキを解除したのだから、もうこれでオーケー、ということでは決してありません。抗PD‐1抗体治療を成功させるには、まだやるべきことがあります。がんとがんの周囲の状況を見て、障害になるものをすべて取り除くことです。

治療効果を上げるためには、まず、リンパ球ががんに接着しやすい状態をつくることが大事です。がんは、リンパ球が攻め込んでくると、自分の目印（抗原）を隠して攻撃から逃れようとします。

リンパ球ががんをやっつけるためには、がんにガッチリくっついて、がんの遺伝子にヒットしなければなりません。

ただし、どこでもくっつきさえすればいいのではなく、正しく接着することが肝心です。つまり、がんの目印である抗原に接着しなければ意味がないのです。

ですから、隠れている目印は、表に引っ張り出す必要があるのです。そうすれば、抗PD‐1抗体で走り出したリンパ球たちは、迷うことなくがんに向かっていって、攻撃を開始することができるわけです。

がんの目印を表に出す方法としては、温熱治療や分子標的薬の投与、放射線照射などがあります。

あの手この手で岩を破壊

2番目は、リンパ球とがん本体の間に立ちはだかる巨大な岩を撤去することです。

巨大な岩には、腫瘍間質や新生

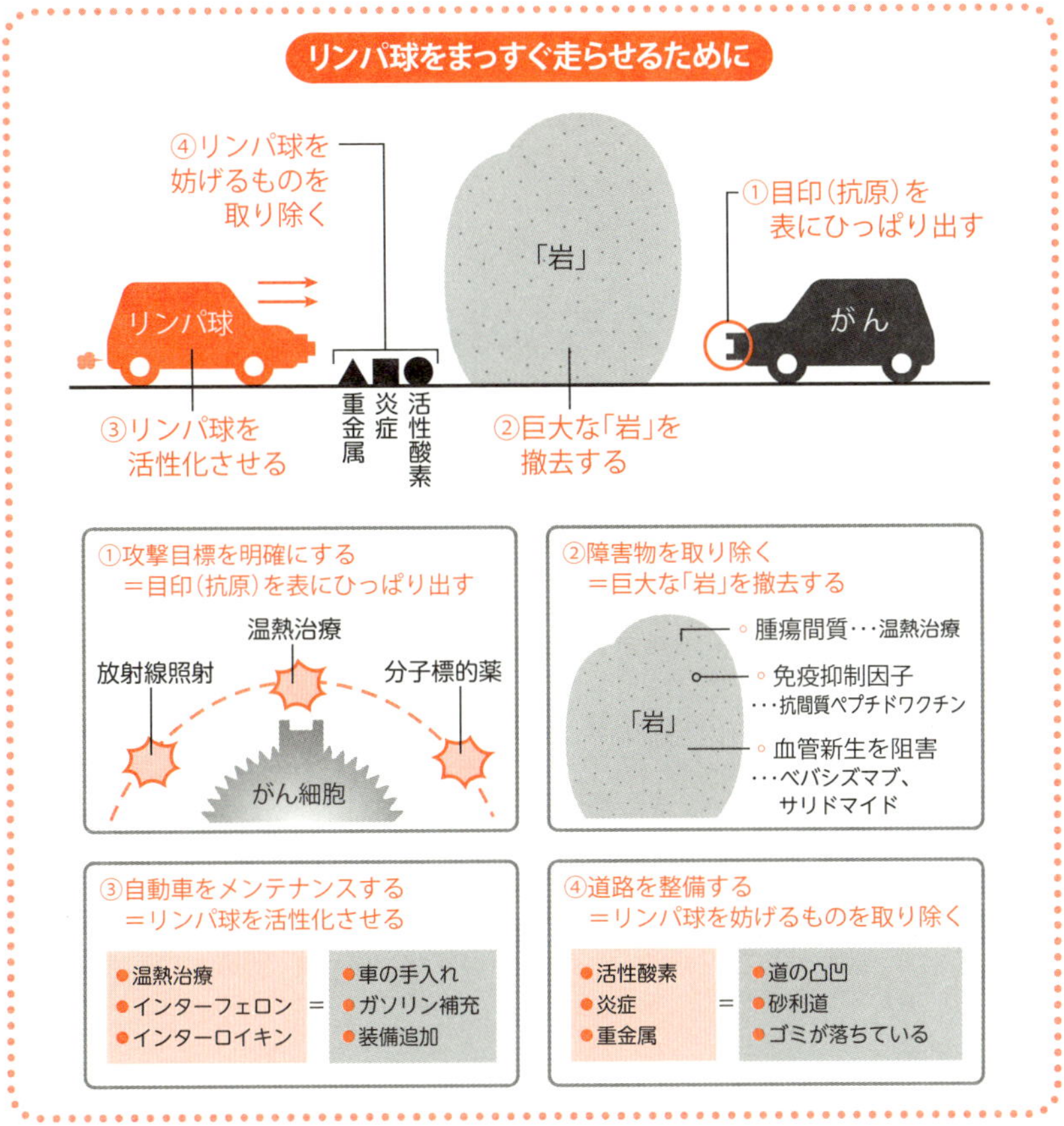
リンパ球をまっすぐ走らせるために
④リンパ球を妨げるものを取り除く
①目印（抗原）を表にひっぱり出す
「岩」
リンパ球
がん
③リンパ球を活性化させる
重金属
炎症
活性酸素
②巨大な「岩」を撤去する
①攻撃目標を明確にする
＝目印（抗原）を表にひっぱり出す
温熱治療
放射線照射
分子標的薬
がん細胞
②障害物を取り除く
＝巨大な「岩」を撤去する
腫瘍間質…温熱治療
免疫抑制因子
…抗間質ペプチドワクチン
「岩」
血管新生を阻害
…ベバシズマブ、サリドマイド
③自動車をメンテナンスする
＝リンパ球を活性化させる
●温熱治療
●インターフェロン
●インターロイキン
＝
●車の手入れ
●ガソリン補充
●装備追加
④道路を整備する
＝リンパ球を妨げるものを取り除く
●活性酸素
●炎症
●重金属
＝
●道の凸凹
●砂利道
●ゴミが落ちている

血管といった物理的なバリア（免疫抵抗）と、免疫を抑制するものとがあります。これらを取り除くことにより、リンパ球という車は、がんに向かって突進することができます。

例えば、物理的なバリアである腫瘍間質には、温熱治療が有効です。がんは高熱を嫌うので、局所温熱によってがんの温度を上げれば、間質が破壊され、リンパ球はがんに近づくことができます。

また、岩を破る方法として、最近では、抗間質ペプチドワクチンによる治療もあります。これは、腫瘍間質に存在する、免疫を抑制する因子がターゲットです。

そのほか、ベバシズマブやサリドマイドなど、血管新生を阻害する薬剤も1つの方法です。低用量の抗がん剤や放射線も、間接的に岩を取り払おうという方法です。

リンパ球の活性化

3番目は、リンパ球自体の代謝の活性化をはかることです。

どんなに環境が整っていても、車が故障していたり、ガス欠だったりしたら、どうしようもありません。整備が行き届いた、走りのよい車でなければなりません。

つまり、リンパ球が元気になれば、当然、がんへの攻撃力も強化されるわけです。

そのための方法としては、温熱治療や、インターフェロン、インターロイキンなどの活性化剤の投与などがあります。

リンパ球が走る「道」の整備

4番目は、車が走る道路をきれいに整備することです。

道がデコボコしていたり、砂利《じゃり》がばら撒かれたような状態では、車はスピードを出して走ることができません。そのため、道路の砂利やゴミを取り除き、整地をして、路面を滑らかにする必要があります。リンパ球が、スムーズかつスピーディにがんの居場所に到達できるよう、お掃除をするわけです。

取り除くべきものは、もちろんリンパ球のじゃまをするものです。その代表格は、活性酸素と炎症。他に、鉛《なまり》、水銀、カドミウム、ヒ素といった有害な重金属も取り除くべきです。

炎症ががんを引き起こす

がんと慢性炎症の間に関連性があることが、近年知られてきました。研究の進展により、長い期間、体の中でくすぶり続ける慢性炎症が、がん、メタボリックシンドローム、自己免疫疾患など様々な疾患に共通する基盤病態になっていることがわかってきたのです。

本来、炎症は免疫から続く反応

で、外敵を処理・除去するシステムです。しかし、これが長期にわたって続くと、その炎症が自分の正常細胞に及んでしまうのです。

多くのがんは、胃炎、肝炎、炎症性腸疾患など、炎症がもととなって発症します。炎症組織では、リンパ球から出されるサイトカインや増殖因子が同時に活性化されていて、これらが力を合わせて発がんを促進していると考えられています。そのうえ、細胞の遺伝子異常を引き起こしてがん化し、そのがん遺伝子を活性化させてしまうのです。

活性酸素

また、炎症と活性酸素は、お互いに増幅するという関係にあります。活性酸素は免疫の増幅装置として働き、その免疫増幅によって炎症増幅が起こり、さらに正常細胞への慢性炎症が継続することになるのです。

活性酸素は、私たちが体の中でエネルギーをつくり出す過程で発生し、様々な生理機能にも関与しているのです。そして、その役目が終わると、通常は、抗酸化酵素や抗酸化物質によって速やかに消却されるのですが、その処理能力以上の過剰な活性酸素があると、酸化ダメージが生じます。

こうした活性酸素や炎症を抑え、有害な重金属を体内から除去するには、α-リポ酸や高濃度ビタミンCなどの投与が有効です。

血中のビタミンC濃度を上げると、リンパ球が働きやすくなります。また、α-リポ酸は、がんの転移・浸潤の進行を抑制することが知られており、抗炎症効果、デトックス効果、悪液質の改善なども認められています。

section 11

治療・予後の個人差は免疫の状態が原因

人によって異なる、免疫の状態

がんがあるところには、必ずそれをやっつけようとする免疫があります。

そして、その免疫には、①「正しく、強い免疫」、②「弱い免疫」、③「悪役化した免疫」の3つのパターンがあります。

免疫が正しく強い場合（①）はがんが消滅し、弱い（②）とがんに跳ね返されてしまいます。また悪役化した免疫（③）は、がんにエネルギーを供給しているようなもので、がんを助長してしまう存在です。

免疫の状態が①～③のどれにあたるかは、それぞれの患者さんによって個人差があります。そして、このような免疫状態の個人差によって、予後や治療効果もまた、大きく異なってくるのです。

例えば、がんは、免疫チェックポイントを使って免疫の働きにブレーキをかけるわけですが、免疫の弱体化や悪役化が進めば進むほど、がんの力が大きくなって、リンパ球にどんどんブレーキがかかっていくことになります。そうなると当然、予後も治療効果も、あまり良い結果は得られません。

かなり進行したがんでも治るケースというのは、免疫が比較的「正しくて、強い」方です。

ところが、初期に手術をして、一時は治ったかのようであったのに再発するという方は、免疫が「弱い」か、免疫が「悪役化している」か、どちらかのパターンです。

免疫の3つの状態

個人差をもたらす素因

症状の個人差には「免疫」が大きく関わっている

免疫の状態	がんに対して	免疫の力　がんの力
①正しく、強い …質・量ともに充実	がんを消滅させる	
②弱い …質・量ともに低い	がんに跳ね返される	
③悪役化	がんにエネルギーを提供する	

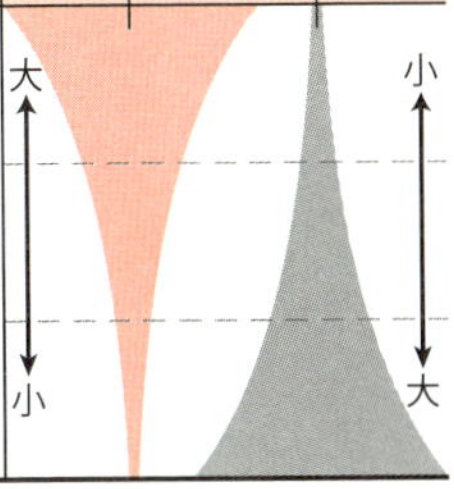

＋以上に加え

- がん細胞の突然変異の量と質
- 環境因子（喫煙、食事、肥満、腸内細菌）

個人差が生じる

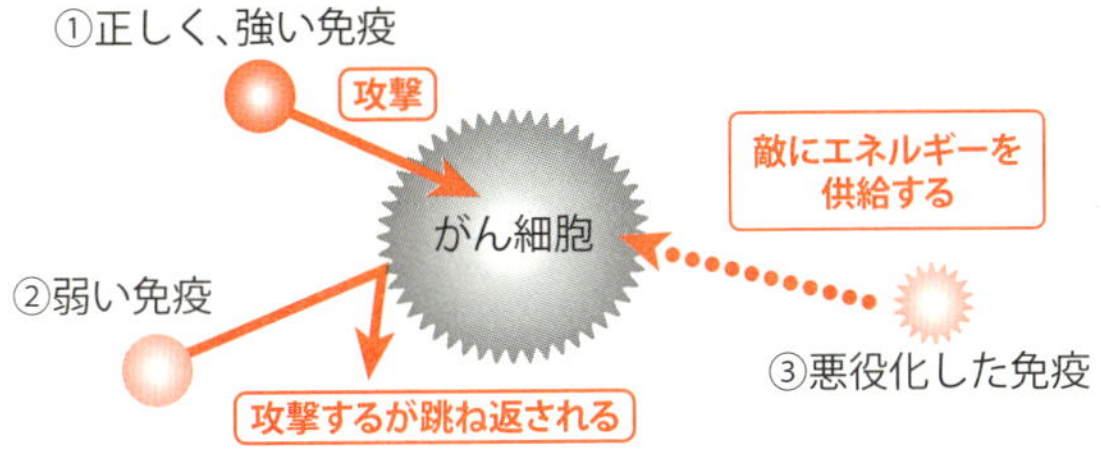

さて①「正しく、強い免疫」とは、がん細胞を排除できる免疫細胞に力があり、数も多く、かつそれが正常に機能している状態です。

反対に、②「弱い免疫」とは、免疫細胞の力も数も十分ではなく、その結果、免疫系がうまく機能しない状態です。

③「悪役化した免疫」とは、例えば、酸化したマクロファージや樹状細胞、優勢になりすぎたＴｈ２（２型ヘルパーＴ細胞）、後述のがんにだまされた樹状細胞やＴｈ１（１型ヘルパーＴ細胞）、さらには骨髄由来免疫抑制細胞（ＭＤＳＣ）と呼ばれる未熟な骨髄細胞などが挙げられます。

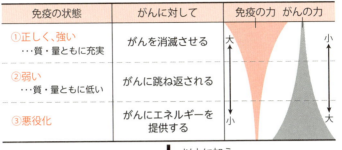

酸化したマクロファージや樹状細胞は、正常な免疫力を下げ、病状を悪化させるほうに働きます。

Th1とTh2は相互に抑制し合っていて、そのバランスが崩れてTh2が増えると、がんの味方に変身してしまいます。

がんは、いろいろな手段を使って、免疫系を味方にしてしまうのです。

がんの軍門に下ったMDSC

では、MDSCはどうでしょう。

免疫細胞は、各免疫系の器官でつくられます。免疫系器官には、骨髄、胸腺《きょうせん》、リンパ節、血管、脾臓《ひ》、腸などがありますが、その中の骨髄には、リンパ球や赤血球の元になる造血幹細胞（骨髄細胞）があります。そして、正常な状態では、マクロファージ、樹状細胞、顆粒球といった免疫系の細胞群に分化していくのですが、がんになるとこの分化が阻害されて、体内に未熟な骨髄細胞が増えてしまいます。その増加したMDSCが、免疫細胞を不活性化したり、アポトーシスへと導いたり、他の強力な免疫抑制細胞をがんの周りに誘導したりするのです。

つまり、そもそもは体を守る免疫細胞になるはずだった子供が、大人になれず、しかも、悪の手に染まって、がんを守る側に回ってしまったのがMDSCです。

個人差の正体

がんになると、私たちの体は、免疫反応を起こします。免疫の状態には3パターンあり、そのパターンの力関係によって、「免疫誘導」になるか、「免疫抑制」になるかが決まってきます。

①が強ければ、がん細胞に対して「正」の免疫反応＝免疫細胞ががんと戦う反応を起こし、②や③が強ければ「負」の免疫反応＝免疫抑制に働く反応が起こります。

もちろん、その反応の起こり方は、画一的なものではなく、患者さんが100人いたら、100人とも異なります。

こうした個人差は、「がん細胞の突然変異の量と質」、放出されたがん細胞のＤＮＡによって刺激された樹状細胞やリンパ球の活性化経路の変化と、がん化を導く遺伝子変異などによる、がん遺伝子の活性化によって作動する免疫抑制系とのバランス、さらには喫煙、食事、肥満、腸内細菌などの「環境因子」も加わって、生じると考えられています。

生活にひそむ環境因子

喫煙によって生じる有害物質の1つにニコチンがあります。ニコチンは血管を著しく収縮させて血行を悪くし、血中の免疫細胞の活動を阻害します。と同時に、血流の停滞は、リンパ球などの白血球の生産を減少させます。さらに、喫煙は、白血球の働きを強化するビタミンCを大量に消費します。

肥満については、これまでの研究で、リンパ球の中のＴ細胞の数を減少させ、その機能を低下させることが明らかになっています。

慢性炎症は、細胞のがん化やがんの増殖・悪性化をも招きますが、肥満も、慢性炎症を介してがんの危険因子になります。高脂肪食ばかり食べていると、特にがん周囲で慢性炎症を引き起こしますが、その炎症によって脂肪酸が合成されて、また新たながんの材料になったり、残ったものは血中に戻ることから、血中はいつも高脂肪状態となります。この状態を脂肪毒性といいますが、がんにおけるこの脂肪毒性は悪液質を助長し、さらに、がんを進展させます。

また、腸内細菌は、腸管免疫に重要な役割を果たしていますが、これも悪玉菌が優勢になると、免疫力が低下します。

このように、様々な要因が免疫状態を左右し、個人差が生じるというわけです。

section 12

免疫解析をして治療プランを立てる

免疫解析

免疫の状態には3つのパターンがあり、経過や予後に大きく関係しているというお話をしました。

そこで、重要となってくるのが「免疫解析」です。

つまり、自分の免疫とがんとの関係が、どういう状態にあるのかを調べることが大事です。

リンパ球ががんに到達して攻撃を開始するまでには、目の前に立ちはだかる大きな岩を破壊して取り除いたり、砂利だらけのデコボコ道を整備したりしなければなりません。そのためには、全貌を把握する必要がありますし、がんとの戦いの戦略を立てるには、免疫系にどのくらいの力があるのかを把握しなければなりません。

免疫解析は、それをデジタル化して、わかりやすくすることなのです。具体的には、がんを「治す力」と、がん自体が出す「病的な力」を把握します。

がんを治す力というのは「良い免疫」です。がんが出す病的な力というのは、がんが自分を守り、増大していくためにつくり出す「免疫を抑制する」様々な力です。

これらは相互に関連し合っていて、病的な力が強ければ、免疫のネットワークは乱れてきます。

ですから、そのネットワークの乱れを見つけて正すのが、免疫細胞治療の効果を上げる基本なのです。「治す力を上げて、病的な力を下げる」、これが診療の基本です。

治す力が強いということは、体内の歯車が正常に回っている状態

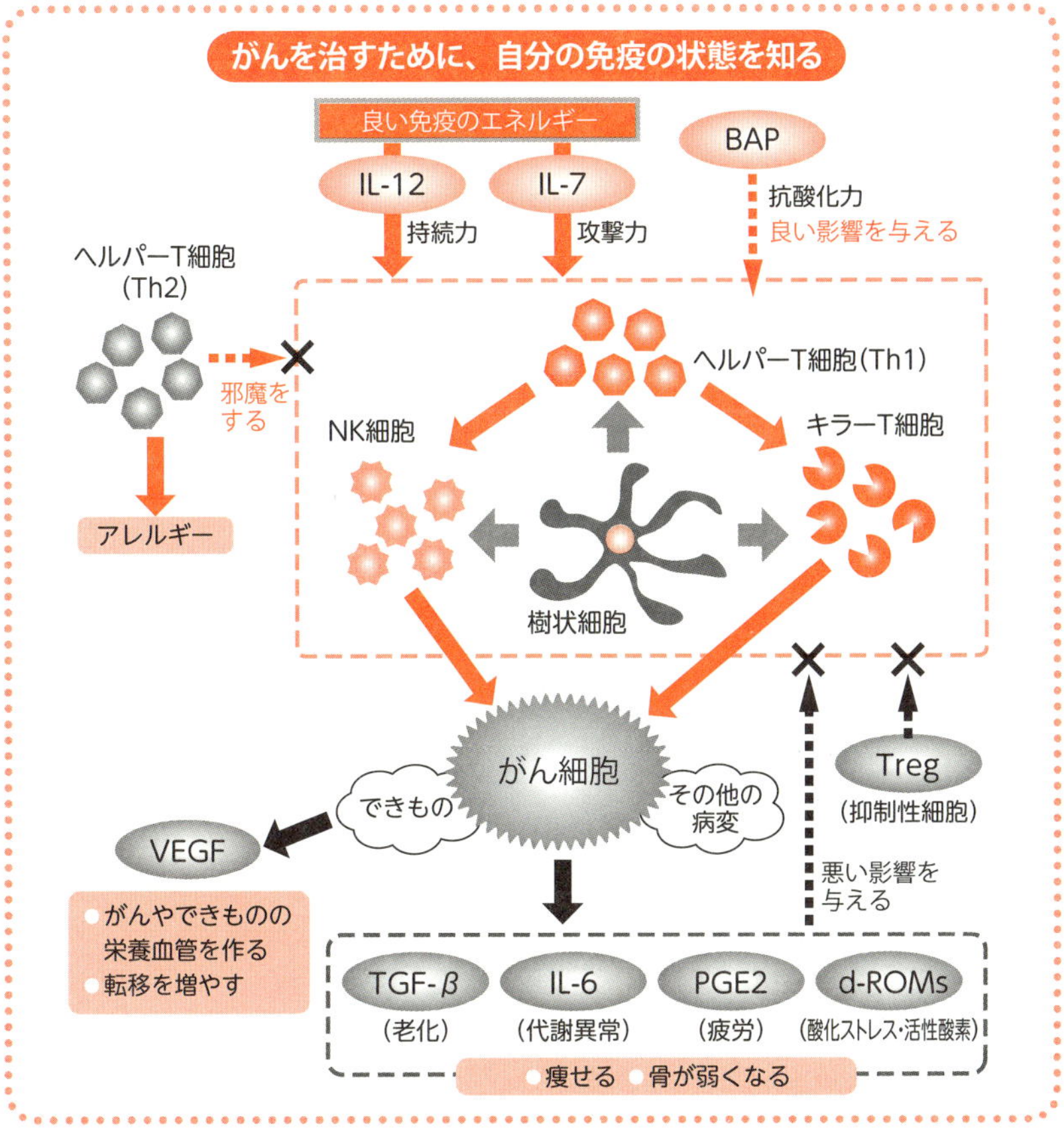

を示します。病的な力が強いということは、歯車が回らなくなってしまった状態です。具体的には、前者が、NK細胞、ヘルパーT細胞（Th1）、キラーT細胞、樹状細胞、IL-12、IL-7（インターロイキン）といった良い免疫細胞や善玉サイトカイン（生理活性物質）が元気に働いている状態、後者が悪玉サイトカイン（VEGF、TGF-β、IL-6、PGE2）の勢力が強い状態です。

リンパ球を解析する

免疫解析について例を挙げると、リンパ球の機能を知る方法としては、キラー活性やリンホカイン（サイトカインの一種）をつくる能力の測定、善玉リンパ球と悪玉リンパ球のバランス測定などを行います。

このリンパ球機能を肉眼で確認できるものとして、「星野式クラスター分類」があります。これはリンパ球の塊（クラスター）の大きさを5段階に分け、その塊が大きければ大きいほど、リンパ球機能が高いという指標になります。

また、樹状細胞の活性化の程度を把握するポイントとしては、樹状細胞がつくり出すデンドリックカインと呼ばれるサイトカインの状態を確認することが挙げられます。このデンドリックカインが多くつくられているということは、その人の樹状細胞が良好だということです。

がんの手下「悪者連合」

一方、がんが出す病的な力は、例えて言うなら、がんの手下の「悪者連合」です。

ＶＥＧＦは、がんに必要な栄養を運ぶ腫瘍血管をつくるのに重要な役割を果たしている存在で、免疫細胞のマクロファージの働きを抑えて、免疫力を低下させることもわかっています。

ＴＧＦ-βは、リンパ球の活性全体を抑え、がんの増殖する能力を高め、またある種の抗がん剤の効果や、放射線治療の効果を低下させます。

ＩＬ-６は、炎症反応を誘発する炎症性サイトカインとして知られ、インスリン抵抗性（インスリンの作用が効きにくい）の原因となり、糖代謝を悪化させると考えられていて、リンパ球の働きを邪魔し、さらに栄養不良、悪液質、倦怠感を招き、がんの成長を助長します。

ＰＧＥ２は、特にがん局所でのリンパ球の働きを抑制し、大腸がんなどで、がん細胞の増殖亢進、抗アポトーシス作用、血管新生の亢進が示されています。

善玉が悪玉に化けることも

　さて、Ｔｈ１と樹状細胞は、治す力である「良い免疫」のいわば元締めで、ＮＫ細胞やキラーＴ細胞に指令を出して、がんを攻撃させます。この元締めは、なんとかして治す力を良いほうに引っ張ろうと、いつも頑張っています。非常に責任感の強い、すぐれた元締めです。

　ところが、がんは巧みに元締めをだまして、彼らを裏切り者にかえてしまうことがあります。

　例えば、がんはＣＴＬＡ-４を使って、樹状細胞をだまして、嘘の情報をリンパ球に送らせます。Ｔｈ１に対しては、ＰＤ-１をうまく利用して、だますわけです。

　また、樹状細胞には、悪い「酸化型」と良い「還元型」があります。

　酸化型は効力がなく、後述するＴＧＦ-βといった物質を誘導させて、がんの増殖する能力を高めてしまったり、がんを他の部位に誘導して、転移を引き起こす「腫瘍誘導」という恐ろしい作用を持っています。

　このように、樹状細胞やＴｈ１が悪者連合に引っ張られないようにするためには、体をアルカリ性にすることも大事です。

悪者連合の元締め「Ｔｒｅｇ」

　がんの悪者連合は、免疫系を自分たちの仲間に引き入れようと、日夜画策しています。

　その悪者連合の元締めは、Ｔｒｅｇ（制御性Ｔ細胞）です。詳しくは、項を変えてお話ししますが、このＴｒｅｇは、通常は、正常な免疫機能を維持するために、なくてはならない存在です。ところが、がんになると、この細胞が免疫機能を不能にしてしまいます。

　ですから、抗ＰＤ-１抗体治療を行う前には、絶対に叩いておく必要がある細胞なのです。

section 13

免疫の動きを止める悪の元締めTreg

Tregは、もとは必要な細胞

では、悪者連合の元締めであるTregとは、一体どれほど凶悪なのでしょうか。

Tregは、リンパ球の仲間です。免疫機能の制御に特化しており、正常な免疫機能の維持にとっては、本来、必要不可欠な細胞です。

免疫系の機能は「自分」と「自分とは違うもの」とを識別して、後者を攻撃し、排除しようとすることにありますが、その働きが過剰になると、花粉症やアトピー性皮膚炎などのアレルギー疾患や関節リウマチといった自己免疫疾患を起こしてしまいます。

Tregは、その免疫系の崩壊を抑制し、免疫異常から体を守る役割を果たすとともに、炎症や腫瘍免疫、感染免疫などについても抑制する働きがあります。

つまり、Tregというのは、リンパ球が行き過ぎた攻撃をしないように、いつも目を光らせて、コントロールをしている細胞ということです。

Tregはリンパ球を制御する

リンパ球はPD-1というブレーキを持っていて、自らも過剰な活性化を抑制します。要は、「ちょっと行き過ぎたかな」と思うと、リンパ球は、自分でブレーキを踏んで、ストップをかけます(すでにご承知の通り、がんはそのシステムを乗っ取るわけです)。

それに対し、Tregは、リンパ球に赤信号を出して、リンパ球の走行をストップさせます。

Tregのリンパ球制御

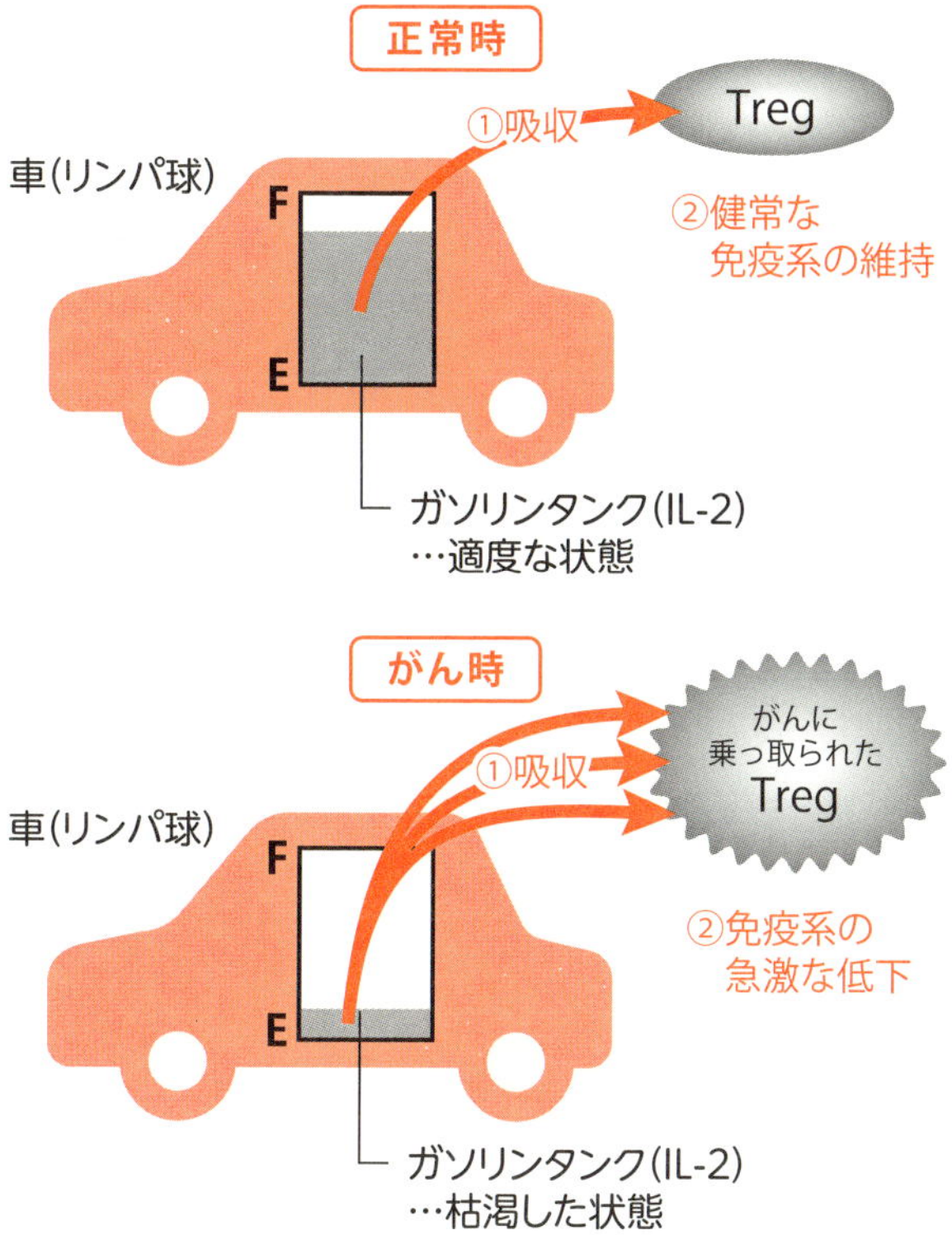

リンパ球にも、車のガソリンタンクに相当するものがあり、ガソリン（燃料）にあたるＩＬ-２を動力源として、リンパ球は走っています。

Ｔｒｅｇは、そのガソリンを吸い取って、リンパ球をストップさせます。吸い取られたガソリンは、Ｔｒｅｇ自身の維持と増殖のために使われます。

燃料であるＩＬ-２を積極的に消費・減退させることで、Ｔｒｅｇは免疫応答を制御しているのです。

がんに乗っ取られ、悪者に

このように、免疫系が正常に働

いていれば問題はないのですが、がんとなると、話はまったく違ってきます。

　がんの状態におけるＴｒｅｇは、正しい状況判断ができず、リンパ球の燃料を片っ端から吸い取って、どんどん自分の仲間を増やしていきます。Ｔｒｅｇは、がんによって悪の道に引き寄せられてしまったのです。

　こうなると、免疫機能は不全に陥り、がんの転移や増殖を防ぐことが難しいだけでなく、ますます助長させることになってしまいます。Ｔｒｅｇが抗がんの免疫を抑制していると、当然、予後にも関わってきます。

　また、乳がん、直腸がん、食道がん、胃がん、肝臓がん、非小細胞肺がん、卵巣がん、膵臓がん、悪性黒色腫、悪性リンパ腫の患者さんの末梢血、あるいはがんの局所において、Ｔｒｅｇの割合が増加していることが報告されています。

Ｔｒｅｇの免疫抑制機能

　Ｔｒｅｇには多段階の免疫抑制があると考えられていますが、その中心的なメカニズムが、燃料（ＩＬ‐２）を制御する、ＣＴＬＡ‐４を制御するという２つの方法で、リンパ球をストップさせることです。

　ＴｒｅｇはＣＴＬＡ‐４（46ページ）を持っていて、がんの手下になってしまうと、これを利用して正常な免疫機能のじゃまをします。

　すなわち、がんの配下に入ったＣＴＬＡ‐４はＴｒｅｇを活性化させ、がんに都合のよい働きをします。ＴｒｅｇのＣＴＬＡ‐４が樹状細胞を覆ってしまい、リンパ球が、がんを認識できないようにしてしまうのです。

　また、ＣＴＬＡ‐４は、ＴＧＦ‐βの刺激でも発現が上昇することがわかっています。

　現在、Ｔｒｅｇに関連する分子を標的としたがん治療が活発に行われていますが、なかでもＣＴＬＡ－４をターゲットとした抗ＣＴＬＡ－４抗体治療は、Ｔｒｅｇの減少と、抗がん免疫の増強が示されています。

さらに、活性化しているＴｒｅｇが持っているものに、「ＣＣケモカイン受容体４（ＣＣＲ４）」という分子があります。

ケモカインというのは、白血球やリンパ球などの細胞を、組織へ遊走させるのに必要な物質で、ＣＣケモカインはその１分類です。このＣＣケモカインの、いわば受け皿がＣＣＲ４です。この受け皿は、ＴｒｅｇやＴｈ２細胞上で優先的に発現し、正常な細胞や組織上では、限定的にしか現れません。

ＣＣＲ４を持ったＴｒｅｇは、がん局所に走っていって、がんを守る要塞の役割をすることになります。そして、このＣＣＲ４を利用してリンパ球の走りを止め、がんへのリンパ球の攻撃を阻止するのです。

抗ＣＣＲ４抗体

ＴｒｅｇのＣＣＲ４による免疫抑制を解除する治療薬として注目されているのが、抗ＣＣＲ４抗体です。

抗ＣＣＲ４抗体は、成人Ｔ細胞白血病リンパ腫、末梢性Ｔ細胞リンパ腫、皮膚Ｔ細胞リンパ腫の治療薬としてすでに承認されていて、投与後の患者さんでは、Ｔｒｅｇが減少していることが認められています。

車（リンパ球）のブレーキ（ＰＤ－１）だけをブロックしても、赤信号がたくさんあると、車は目指す所へ走っていくことができません。ですから、抗ＰＤ－１抗体の治療を行う前に、赤信号をすべて青にする、つまりＴｒｅｇを消去したほうがいいということなのです。

section 14

がんの命綱、腫瘍血管に対処せよ

巨大な岩はどのようにできるか

がんの周りには、巨大な岩のような物理的な障壁（腫瘍間質）があり、間質の中に異常な腫瘍血管がつくられることは、すでにお話ししました。

異常血管は、がんが手下を使って新しくつくった血管（新生血管）で、周囲の正常組織の血管から血液を引いてきて、がんは必要な酸素や栄養を得ています。

その新生血管をつくる（血管新生）際のメインスタッフがＶＥＧＦ（血管内皮増殖因子）と呼ばれるもので、がんはこのＶＥＧＦをも仲間に引き入れて、自分の利益のために働かせているのです。

がんに悪用される「血管新生」

血管新生は、私たちの体に備わっている生理的な機能です。大人では、子宮内膜で性周期に応じて、あるいは手術や怪我などの傷が治るときのみに起こるといわれてきましたが、近年では、正常血管の恒常性維持にも関わっていることがわかっています。

がんはこのシステムを利用して、むやみやたらに血管をつくるのです。

血管とがんの密接な関係

ＶＥＧＦは、体の中で酸素が欠乏しているときに生成されます。

がんは、酸素が足りないことを感知すると、ＨＩＦという物質を出してＶＥＧＦを引き寄せ、さらに自身もＶＥＧＦをつくりだします。がんは低酸素の環境を好みますが、それは、腫瘍血管をつくる

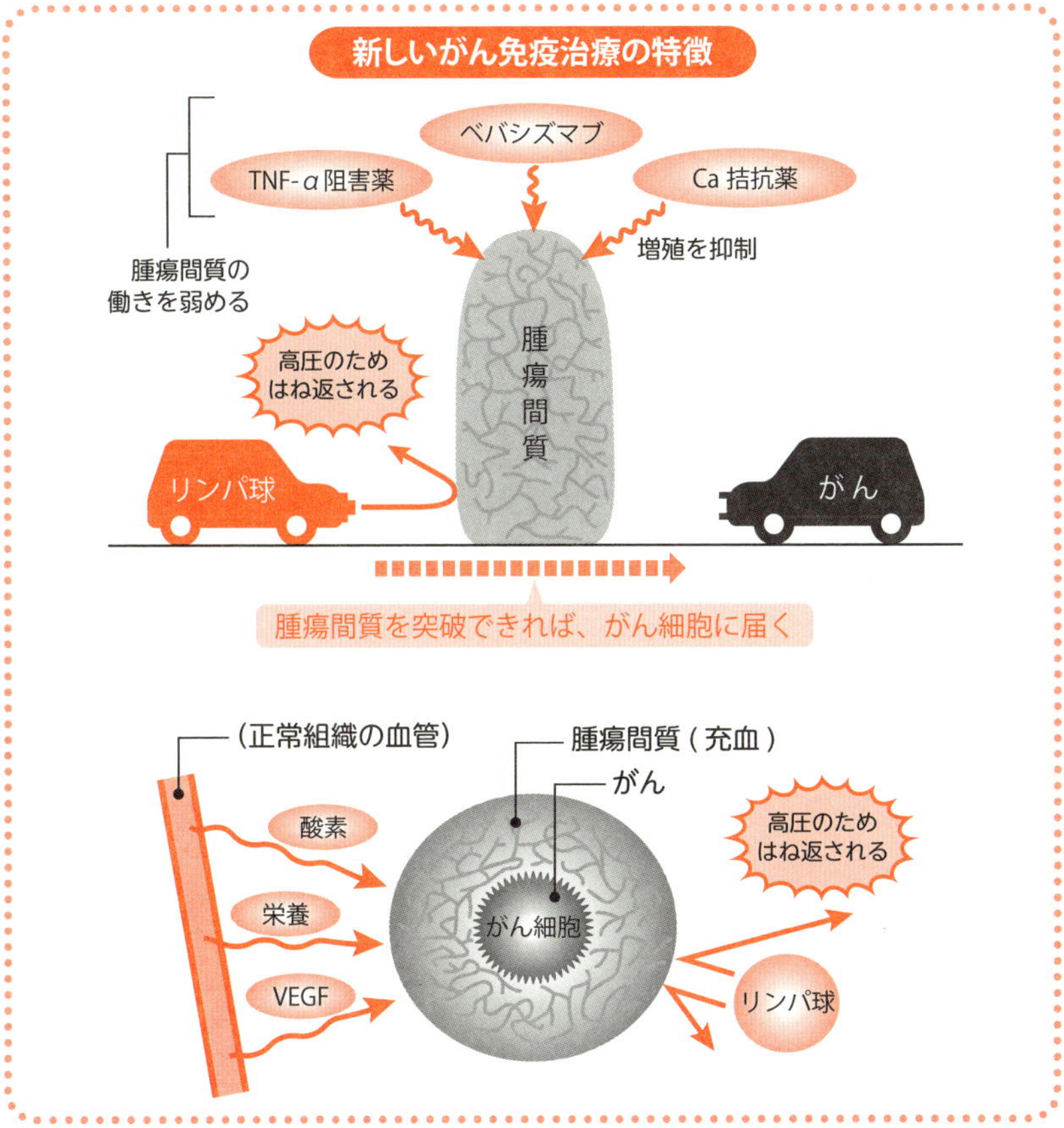

絶好の環境だからなのです。

そのため、がんの内部ではVEGFが過剰な状態で、結果として、脆弱な血管が無秩序に張り巡らされることになります。

がんの進行速度が血管新生に依存するのはこのためで、血管の異常性とがんの悪性は、密接に関係しているといえます。

血液の淀みはがんのサイン

血管とその外側との間には、水や老廃物、栄養素などといった物質のやりとりがありますが、腫瘍血管は正常血管に比べて、そのやりとりが盛んに行われています。

透過性が過度に亢進しているの

で、がん組織は、常に充血している状態にあります。血管は多いが血流は少なく、血液が淀んでいるのです。

ですから、血流がわかるエコー検査で、固まり（できもの）の周りを見て、もし充血しているようであれば、がんの可能性が高いという診断がなされます。

壁の圧力がリンパ球を跳ね返す

また、がんは異常血管から栄養をとっていますから、その栄養（血液）は当然、がんに行きます。すると、壁の外と内側とで、圧力に差が生じます。つまり、がんの側（内向き）が高圧状態になるわけです。

すると、リンパ球は、圧力で壁に跳ね返されてしまって、がん組織内に入ることができません。抗がん剤治療がなかなかうまくいかないのも、同様のことが起こるからです。

分子標的薬でがんの命綱を断つ

逆に言うと、このがんの壁を破れば、治療効果はぐんと上がるということです。そのためには、がんの命綱ともいえる腫瘍血管を新たにつくらせず、既にあるものは破壊しなければなりません。

その第1選択薬として効果が期待できるのが、分子標的薬の「ベバシズマブ」です。

ベバシズマブは、腫瘍血管の増殖を抑制して退縮作用をおよぼし、がんを小さくします。さらに、がんの深部につくられた血管網の異常を正常化する作用があるため、がんの深いところまでリンパ球が届く作用もあります。

一方、ＶＥＧＦのほかにも、血管新生に関わる因子を出すことがあります。例えばＴＮＦ‐αという因子もその１つで、その場合は、ＴＮＦ‐αを阻害する薬が効を奏することもあります。

高血圧の薬も効果を発揮

腫瘍血管が正常血管と異なって

いるのと同様に、腫瘍血管内皮細胞（TEC）の性質も、正常細胞のそれとは異なり、複雑な性質を持っていることが明らかになってきました。

例えば、これまでは、血管新生阻害薬が効かなくなるのは、がんの耐性獲得が主な原因だとされてきました。ところが近年、TECに限って言えば、それはTEC自身の問題だと考えられるようになりました。なぜなら、TECは腫瘍血管の内側にある細胞ですから、充血によって、リンパ球や抗がん剤を血管内に入れない仕組みを自らつくっていると考えられるのです。

その証拠に、高血圧の薬（Ca拮抗薬）を使うと、TECの薬剤耐性がキャンセルされます。

ですから、充血している腫瘍血管に降圧薬を使うと、リンパ球が入っていきやすくなり、免疫細胞治療の効果を上げることができます。

充血の解消は、転移も防止する

私たちの体は、健康を維持するための恒常性維持システムを持っていますが、そのシステムの破綻とがんの新生血管の異常システムは、連動していることがわかっています。

例えば、がん細胞には、血管内皮を通過しないというブレーキ・システムがありますが、腫瘍血管新生が盛んになると、血管内皮細胞が活発化して、そのシステムが破綻してしまうのです。

ですから、異常血管の増殖が旺盛になる確率と、がんが血管の外に飛び出す確率は比例します。

したがって、がんの壁の充血をとれば、転移の防止につながるということなのです。

section 15

免疫力の強さの証 ADCC活性

抗体薬

「特定の抗原に対して特異的に結合する性質を持つ抗体を利用した薬」のことを、抗体薬といいます。本書の主役である抗PD‐1抗体も抗体薬の1つです。

なにやら難しそうですが、子どもの頃、理科で「抗原抗体反応」というのを習ったことがあると思います。抗体薬というのは、それを利用した薬なのです。

私たちの体を構成する1つ1つの細胞には、自分の目印がついています。その目印がないもの、あるいは自分の目印に別の目印がくっついたもの、例えばウイルスに感染した細胞やがん細胞などがそれに当たりますが、その異物のことを抗原といい、抗原を識別した体は抗体をつくり、次の抗原に備えようとします。

抗体をつくるのは免疫細胞のB細胞というリンパ球ですが、1種類のB細胞は、1種類の抗体しかつくれず、また1種類の抗体は、1種類の抗原しか認識できないため、私たちの体の中では数百から数億種類といった単位のB細胞が、それぞれ異なる抗体をつくり出し、あらゆる抗体に対処しているのです。そして、抗体ができた体に、再び同じ抗原が侵入してくると、抗体は抗原にくっついて、抗原を早く排除しようとします。

これが免疫反応ですが、抗体薬はこの抗体を利用した薬だということです。

抗体薬で免疫をパワーアップ

免疫細胞にこの抗体薬を装備さ

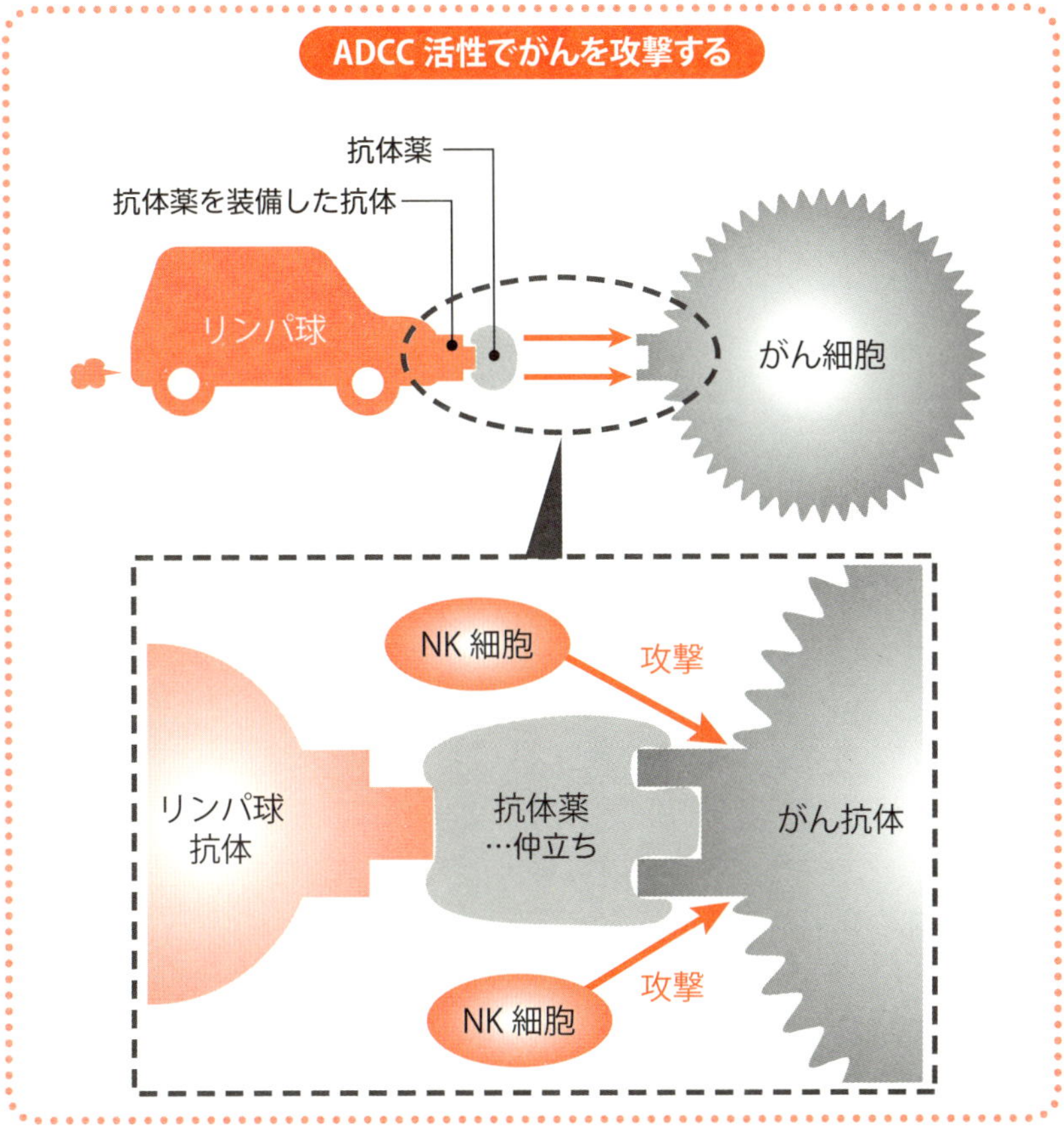

せれば、威力はより強いものとなります。

車で言うと、普通の車よりも、先端技術のアクセサリーを搭載した車のほうが、突撃する速度が増し、パワーアップするということです。

もちろん、目印めがけて突進するわけですから、そうでない状態よりも、より確実にターゲットにたどり着くことができます。

そのターゲットは主にがんですが、腫瘍血管や免疫細胞がターゲットになることもあります。

分子標的薬としてよく知られている抗体薬には、がんをターゲットにしたものとしてはリツキシマブ（悪性リンパ腫に適応）、トラスツズマブ（乳がん・胃がんに適応）、セツキシマブ（治癒切除が不可能な進行・再発の大腸がんに適応）、腫瘍血管をターゲットにしたものとしてはベバシズマブなどが挙げられます。

　また、免疫細胞をターゲットにした抗体薬としては、ニボルマブ（抗ＰＤ－１抗体）、イピリムマブ（抗ＣＴＬＡ－４抗体）、モガムリズマブ（抗ＣＣＲ４抗体）などがあります。

ＡＤＣＣ活性

　これらの抗体薬には、大きな副効果があります。それが、「ＡＤＣＣ活性（抗体依存性細胞障害活性）」です。

　ＡＤＣＣ活性は、人間が持っている免疫機能の１つで、免疫細胞が、抗体を介してがん細胞などの標的細胞を殺傷する活性のことです。簡単に言い換えれば、「免疫細胞を元気にする働き」であるともいえるでしょう。

　がん細胞に抗体がくっつくと、その抗体がＮＫ細胞などの免疫細胞を呼び寄せます。ＮＫ細胞はパーフォリン、グランザイムといったがん細胞を傷害する物質を放出し、結合しているがん細胞を殺します。これがＡＤＣＣ活性です。

がん抗体薬による攻撃

抗体薬のターゲットは様々ですが、少なくとも、がんをターゲットとした抗体薬は、実は、リンパ球をも刺激することが明らかになっています。

　そして、ＡＤＣＣ活性を持つ抗体薬は、がん細胞の表面にくっついて、体の中にいる免疫細胞を活性し、がん細胞を攻撃する効率を高めます。

　例えば、「ＨＥＲ２陽性」の乳がんや、胃がんの抗体薬であるトラスツズマブ（商品名ハーセプチン）は、がん細胞をアポトーシスさせてやっつける薬です。抗体の

「先端部分」が免疫細胞を刺激して活性化しさせ、免疫細胞の攻撃力が高まるのです。

もっとわかりやすく言うと、抗体薬というのは、「頭」と「尻尾」があって、頭はターゲットにくっついて、がん細胞をアポトーシスに導き、一方、尻尾のほうは、NK細胞や、樹状細胞などの免疫細胞を刺激して、パワーアップしてくれるということなのです。

ADCC活性は免疫の強さの証

こうしたことから、ADCC活性は、抗体薬の副効果ではなく、むしろ主要な作用機序の1つとして注目されています。

さらに、ADCC活性の機能を持つ抗体薬は、従来の抗がん剤よりも副作用が少ないこともポイントです。

また、免疫細胞を活性化してくれるわけですから、免疫治療との相性は極めて良好です。抗体薬を免疫細胞にくっつけ、威力を増すことには、ターゲットであるがんにくっついてリンパ球を誘導することと、NK細胞や樹状細胞を刺激することという、2つの意味合いがあるのです。

ですから、ADCC活性があるということは、免疫力の強さの証でもあるのです。

section 16

治療の相乗効果で、壁を残さず破壊

ここで少し、今までのおさらいをしましょう。

立ちはだかる巨大な壁

がん免疫治療を成功させるには、様々な障壁が取り除かれなければなりません。

まず、リンパ球をがんに寄せ付けないように立ちはだかってい る、巨大な岩の壁を壊します。

その壁とは、腫瘍間質とその中に張り巡らされた腫瘍血管です。腫瘍血管は非常に高圧なため、近づいてきたリンパ球を押し返してしまいます。がんを攻撃しようにも、がんがいる場所までリンパ球が到達できないのです。

巨大な岩の壁の中には、がんを守る「悪の兵士」たちがたくさんいます。これら悪の兵士、IL-6、PGE2、TGF-β、Tregなどのことを、まとめて免疫抑制因子と呼びます。

がんは、腫瘍間質・腫瘍血管という物理的な壁と同時に、悪の兵士・免疫抑制因子も大量生産して、増大を続けながら、より強固な構造をつくっていくのです。

しかも、この壁自体が、悪の兵士をつくり、がんを増殖させる力を持っています。そして、悪の兵士もまた、壁をつくり、がんを増殖させることができるのです。

このように、腫瘍間質と免疫抑制因子とは、悪循環の相互作用のうえに成り立っているのです。

ですから、腫瘍間質という壁を取り除くのと同時に、がんを守る兵士たちを退治する必要があるというわけです。

ここまでのまとめ

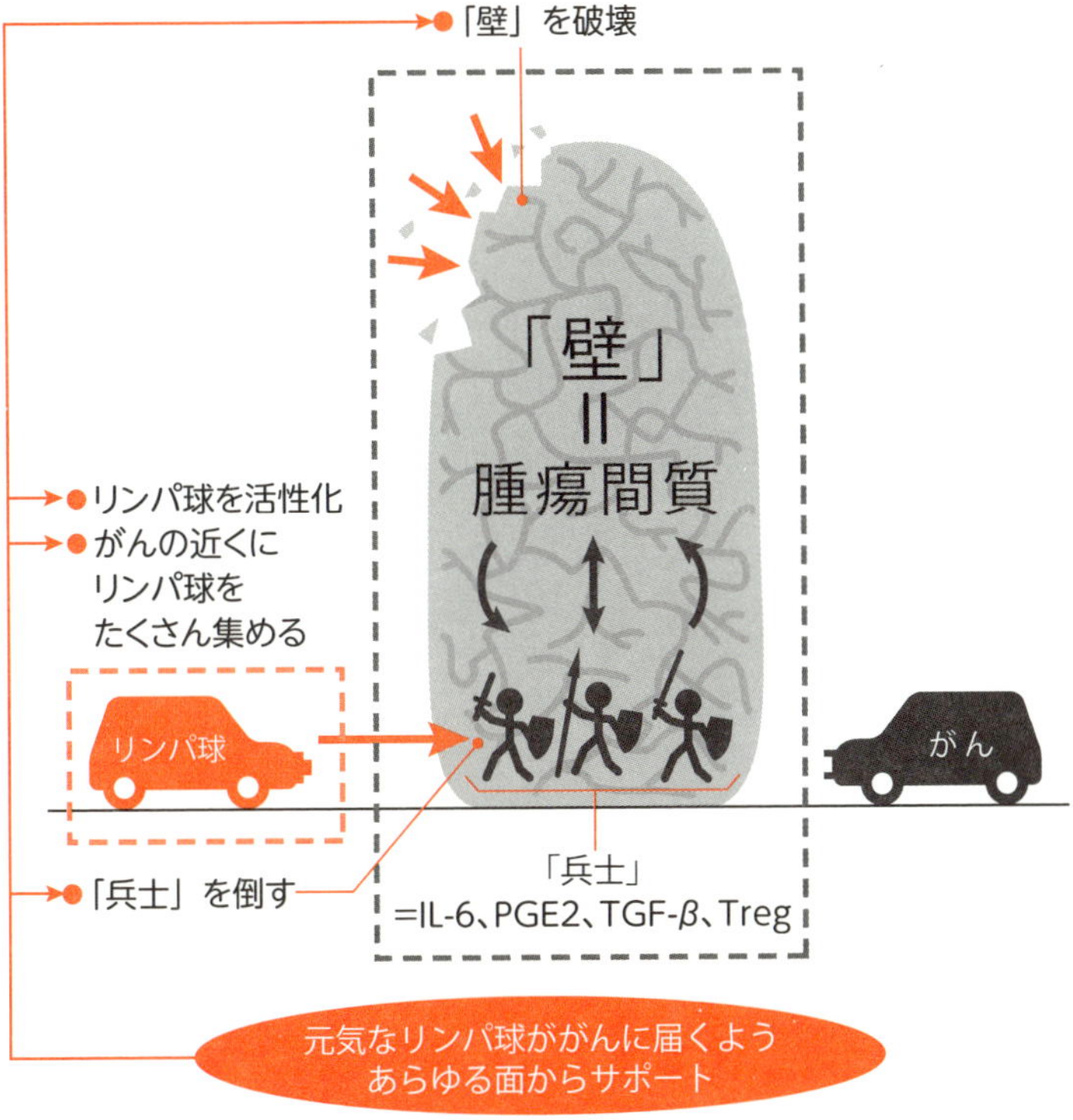
「壁」を破壊
「壁」
=
腫瘍間質
●リンパ球を活性化
●がんの近くにリンパ球をたくさん集める
リンパ球
がん
●「兵士」を倒す
「兵士」
=IL-6、PGE2、TGF-β、Treg
元気なリンパ球ががんに届くようあらゆる面からサポート

免疫チェックポイント

そして、最大の難関となるのが免疫チェックポイントです。

がんは、免疫の働きにブレーキをかけて、免疫細胞の攻撃を阻止しています。ブレーキの役割を果たすのが免疫チェックポイントで、ブレーキを解除することが、免疫細胞治療を成功させるための重要なポイントです。

このように、様々な免疫抑制を解除して、免疫細胞ががんを存分に攻撃できるよう、しっかりと環境づくりをすることが大切です。

そのために、患者さんの体の状態=免疫の状態を正確に把握する

「免疫解析」を行います。治す力がどれくらいあるのか、それに対して、がんの力はどれくらいなのか。免疫解析では、それをデジタル化し、よくわかるようにします。

複数の免疫治療の併用

さて、免疫抑制を取り除くためには、免疫治療の併用が有効です。治療方法を併用することで、次のような効果が期待できます。

まず、がんの局所へ、リンパ球をたくさん集めることができます。たくさん集まれば、それだけリンパ球ががんに行き着く可能性も高まります。

また、リンパ球を活性化して、同時にその疲弊を防止することができます。

がんの進行とともに増えてくる免疫抑制細胞（Ｔｒｅｇなど）や、それらに関連する免疫抑制物質、サイトカインなどの液性因子を取り除くことも可能です。

さらに、殺細胞抗がん剤や分子標的薬には、投与量や投与のタイミングによっては、免疫系を活性化する作用があります。

つまり、抗がん剤や分子標的薬によっても、がんを守っていた悪の兵士たち（免疫抑制因子）を取り除くことができますから、併用すればより高い効果が期待できるのです。

免疫抑制を取り除く作用を持つ組み合わせの代表的なものとしては、「免疫チェックポイント阻害薬＋抗ＶＥＧＦ薬またはＶＥＧＦ・マルチキナーゼ阻害薬」や「免疫チェックポイント阻害薬＋抗ＣＣＲ４抗体」などがあります。

免疫チェックポイント阻害薬＋抗ＶＥＧＦ薬

ＶＥＧＦ（血管内皮増殖因子）は、がんが新しい血管（新生血管＝腫瘍血管）をつくるために必要不可欠なものですが、それは同時にＴｒｅｇなどの免疫抑制細胞をつくり出すことにも関わっている因子です。ですから、これを抑えれば、免疫抑制細胞の産生が抑制され、リンパ球ががんにたくさん行くことができます。

　これに有効なのが、抗ＶＥＧＦ薬やＶＥＧＦ－マルチキナーゼ阻害薬といった薬剤です。

　ちなみに、進行悪性黒色腫に対して、「抗ＣＴＬＡ－４抗体＋抗ＶＥＧＦ薬」の併用第１相臨床試験では、奏効率は19・6％と報告されており、２０１４年の米国臨床腫瘍学会（ＡＳＣＯ）においては、「抗ＰＤ－１抗体＋ＶＥＧＦ－マルチキナーゼ阻害薬」の併用治療が、第２相臨床試験で、高い奏効率が認められたことが、報告されています。

免疫チェックポイント阻害薬＋抗ＣＣＲ４抗体

抗ＣＣＲ４抗体は、成人Ｔ細胞白血病リンパ腫、末梢性Ｔ細胞リンパ腫、皮膚Ｔ細胞リンパ腫の治療薬として承認された、分子標的薬の１つです。

　この薬は、ＡＤＣＣ活性（70ページ）を高め、ＮＫ細胞や樹状細胞の働きを活発にします。

　また、Ｔｒｅｇを阻害することによって、ＮＫ細胞やキラーＴ細胞といったリンパ球が、Ｔｒｅｇにじゃまされることなく、がんを攻撃することができます。

　そして、この抗ＣＣＲ４抗体と相性がいいのが、抗ＰＤ－１抗体です。リンパ腫だけでなく、多くの固形がんに適用可能と考えられ、期待されています。

section 17

いよいよ攻撃の免疫細胞治療

免疫システムの中枢「白血球」

数々の障壁を取り除いたら、今度はいよいよ「攻撃の」免疫細胞治療です。より適切な攻撃方法を考えて実行することが、治療を成功へと導くカギです。

さて、私たちの体に備わっている免疫システムは、様々な臓器や組織のネットワークによって成り立っています。そして、その中心的な役割を果たしているのが、白血球です。

血液成分の1つである白血球は、外部から体の中に侵入した細菌やウイルスのうち、臓器でブロックできなかったものと戦って、体を守ってくれています。

また、体の中に発生した小さながんを押さえ込み、がんの発症を抑えてくれるのも、白血球です。

白血球には、次のような種類があり、それぞれ異なる役割を持っています。

・マクロファージ
・樹状細胞
・顆粒《かりゅう》球
・ヘルパーT細胞
・キラーT細胞
・B細胞
・NK細胞
・サプレッサーT細胞

これらがチームを組んで、免疫系というバリアーを形成しているのです。

免疫系の情報伝達システム

その免疫系には、がんに対抗するための情報伝達のシステムがあります。

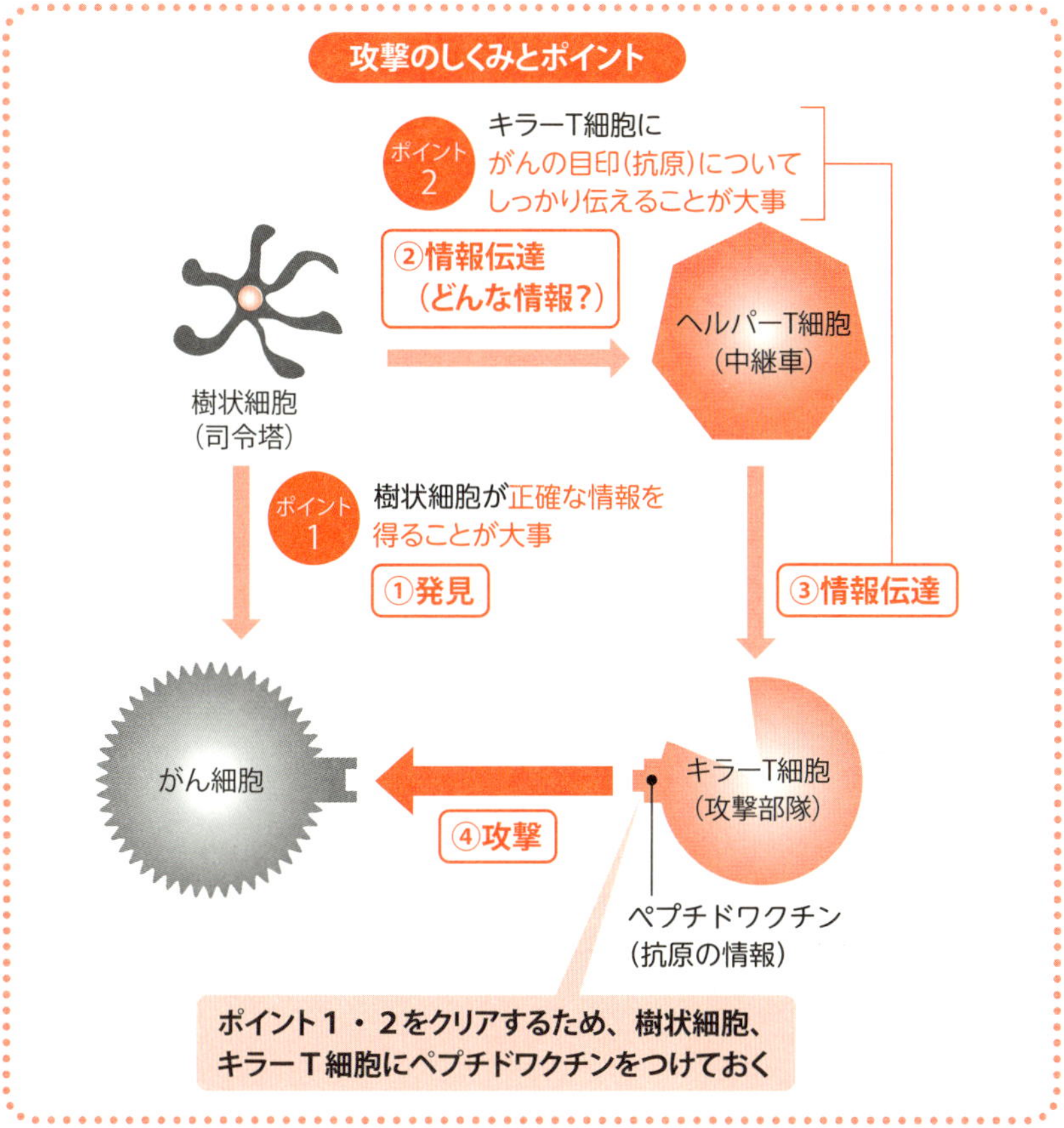

がんと闘う免疫細胞の主役はリンパ球ですが、その中にはがんを直接殺傷できるキラーT細胞、様々な免疫細胞を活性化する物質を出し、その後方支援をするヘルパーT細胞などが含まれています。

これらが協力しあってがんをやっつけるわけですが、情報伝達の面では、樹状細胞の存在も決して見逃すわけにはいきません。

がん細胞は、「私はがん細胞です」という目印（がん抗原）を出していますが、それがどんな形で、どんな特徴を持っているのかを正確に把握することが、まずは大事です。

樹状細胞が抗原の情報をキャッチすると、その情報はヘルパーT細胞、次いでキラーT細胞に伝えられます。キラーT細胞は情報に従い、がんを攻撃します。

変動型分子標的樹状細胞治療

ところが、この伝達がなかなかうまくいかない場合が多くあります。それは、樹状細胞ががんの正しい情報をつかむことが容易ではないからです。

対策としては「樹状細胞に事前に仮の情報を与えておく」ということが考えられます。

患者さんの血液から採取した単球から樹状細胞を培養し、そこに、がんの目印を人工的に合成したペプチドワクチンを搭載して、患者さんの体に戻すのです。仮の情報は、血液検査をもとにして、つくることができます。

これが「変動型分子標的樹状細胞治療」です。

超特異的リンパ球群連射治療

樹状細胞が仮の情報を得ると、生体内では、ヘルパーT細胞に情報が伝わり、キラーT細胞にペプチドワクチンがくっついていきます。この過程もすんなりとはいかず、特に進行がんほど難しいといわれています。

したがって、キラーT細胞にも、培養上でペプチドワクチンを搭載しておくのです。つまり、ペプチドワクチンで、キラーT細胞を誘導して、がんのもとへ走らせるというわけです。

これが「超特異的リンパ球群連射治療」です。

十分な下準備をして、攻撃開始

このように、がんを中心とした免疫系の情報伝達システムでは、「樹状細胞が正確な情報を得ることができない」「キラーT細胞にがんの目印が伝わらない」という2つの困難があります。

しかし、樹状細胞、キラーT細胞のそれぞれにペプチドワクチンをくっつけておけば、非常にスムーズかつスピーディーに、がんに対しての攻撃を開始することができるのです。

もちろん、様々な障壁が取り除かれていることが前提条件です。

巨大な岩が破壊されていれば、リンパ球は何の迷いもなくがんに接着し、思う存分その力を発揮することができるわけです。

要は、樹状細胞やリンパ球の培養中に、下準備をしておくということで、料理で言うなら、材料を下茹《したゆ》でしたり、下味をつけておくようなものです。

ご存知のように、テレビの料理番組では、オンエア中にすべての作業をするわけではありません。前々から準備をしておいて、うまく時間内で収められるよう、構成されています。それと同じようなものだと考えていただければいいでしょう。

患者さんの「体まかせ」にするのではなく、確実性を増すために治療日までに準備をしておくことが大事で、逆にそれを怠ると、治療はうまくいきません。

ちなみに、下準備の期間である培養期間は、樹状細胞が7日間、リンパ球では14日間です。

なお、こうした細胞培養は再生医療法で厳しく規定されており、もし行う際は、様々な手続きをクリアすることが条件となっています。

section 18

治療効果を左右する 新生ペプチドワクチン

新生ペプチドワクチン

　がん免疫治療の効果を左右するのが、ペプチドワクチンです。

　免疫細胞は、相手の細胞が「がんの目印」を持っているかどうかで、その細胞ががんであるかを判断し、がんだとわかったら、攻撃を開始します。

　このがんの目印（がん抗原）の仮の情報をあらかじめ体の中に入れておき、免疫細胞にがん細胞を正しく認識させるというのが、がんペプチドワクチンの理論です。

　ペプチドというのは、アミノ酸（タンパク質を構成するもの）が2個以上つながった構造のものをいいます。

　がん細胞は特殊なタンパク質をつくり、そのタンパク質を細胞の中で細かく分解して、ペプチドをつくっています。このがん特有のペプチドこそが、がんの目印＝抗原ということなのです。

　従来の免疫細胞治療が、無差別に免疫を高める非特異的な治療法であるのに対して、ペプチドワクチン治療は、ターゲットを定めた、特異的な治療法です。ペプチドワクチンを患者さんに投与すれば、がん細胞だけを選択して集中的に攻撃するのです。

　ペプチドワクチン治療で決め手となるのが、ペプチドワクチンの殺がん性能です。的確に標的をとらえるためには、使用するペプチドワクチンの性能がよくなければなりません。

　すなわち、鍵と鍵穴のように、がんの目印にぴったり合うペプチドワクチンをつくることが肝心な

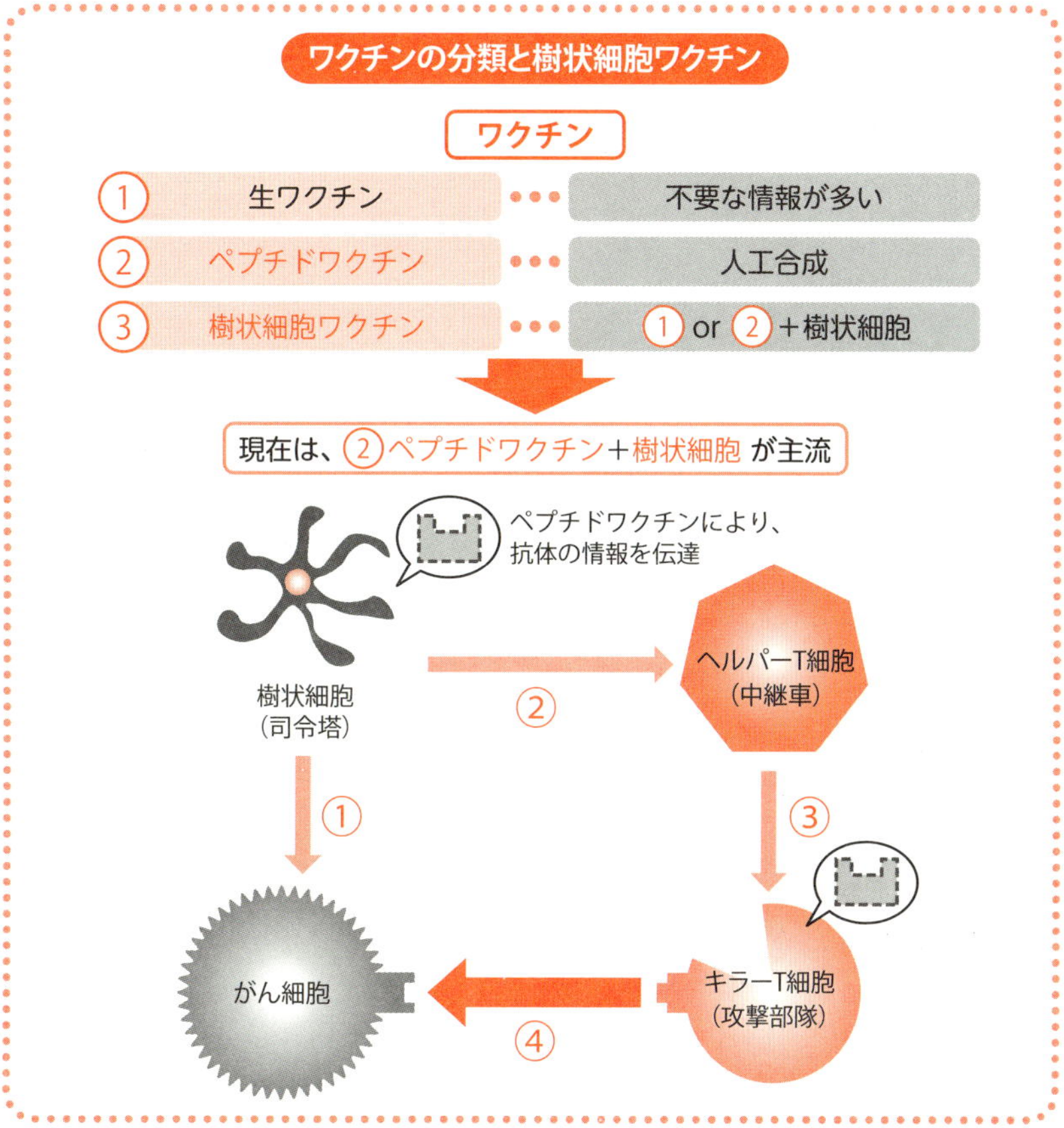

のです。

ペプチドが選ばれる理由

ワクチンには、大きく分けて「生ワクチン」、「人工合成のワクチン（ペプチドワクチン）」の2種類があります。

生ワクチンは、手術で切除した、新鮮な自己がんの組織を即座に処理し、その特徴を多分に含んだ情報源を埋め込むという「自己がん由来の」がんワクチン（腫瘍細胞ワクチン）です。一方、人工合成ワクチンは、シャープな情報としての合成ペプチドを埋め込んだワクチンです。

がん細胞からつくる生ワクチン

は、がんの分解産物です。そのため、それが規則正しく分解されなければ、きちんとした情報伝達の役割を果たせないという弱点があります。簡単に言うと、生ワクチンが持つ情報はあまりに多く、しかもその情報はほとんどがいらない情報であるため、免疫系がフリーズしてしまう可能性があるのです。

そのため、生ワクチンは、理論上、一定のがんペプチドを投与したことになるのですが、専門家の間では、その評価を疑問視する声が増えています。また、標本が取りづらいということがネックとなり、十分に普及できていません。

こうしたことから現在、一般的には、人工合成したペプチドワクチンが使われています。

がんペプチドワクチン

ペプチドワクチンを投与すると、体内の見張り役である免疫細胞（樹状細胞など）が、攻撃役のキラーT細胞たちに、敵であるがんの存在を知らせます。キラーT細胞たちは、その情報を受けて、がん細胞を狙い撃ちします。

例えば、サッカーの試合で、前半戦ではまったく振るわなかったチームが、「スーパースポーツドリンク」の差し入れをもらったとたん、俄然、動きがよくなり、後半戦ではあれよあれよという間に点を重ねていく、といったイメージです。

これが、がんペプチドワクチンのあらましです。

樹状細胞ワクチン

もう1つ、「樹状細胞ワクチン」というのがあります。これは、生ワクチン、あるいはペプチドワクチンのいずれかに、樹状細胞を組み合わせたものです。

現在、主流となっているペプチドワクチンのうち、最も普及しているのが、この樹状細胞ワクチンです。

樹状細胞は、がんの存在を攻撃

部隊に伝える司令塔の役割を担っています。樹状細胞からの指令を受けた攻撃部隊のリンパ球は、がんだけでなく、様々な異物に対して攻撃をしかけます。

このとき、効率良くがんを攻撃させるためには、司令塔である樹状細胞に、しっかりとがんの目印を伝えてもらう必要があります。それを助けようというのが、樹状細胞ワクチンです。

腫瘍細胞ワクチンも、ペプチドワクチンも、樹状細胞ワクチンも、最終的には、がんの目印に対して特異的に殺がん攻撃するキラーTリンパ球を誘導し、がんをやっつけるのが狙いです。すなわち、がんワクチンは、特定のがんの目印を標的として、がん細胞を傷害するという「特異的免疫反応」を増強させる働きを持っています。

それに対して、抗PD-1抗体に代表される免疫チェックポイント阻害薬は、免疫にかかったブレーキを解除して、免疫系の働きを活発にすることが特徴です。

さらに、ワクチンを使った治療は、ワクチンによってがんを攻撃するキラーT細胞を増員するという、キラーT細胞の「数」に着目した戦略ですが、免疫チェックポイント阻害薬を使った治療は、キラーT細胞の抗がん能力を回復させるという、いわばキラーT細胞の「質」に着目した戦略であるということができます。

そして、注目すべき点は、免疫チェックポイント阻害薬を使うと、ワクチンの効果が大幅に上がるということなのです。

section 19

リンパ球の司令塔 樹状細胞

樹状細胞とは

さて、ここからは「治療の本丸」の話です。

その第1段階として、まずは、樹状細胞の基礎的な説明をしたいと思います。

樹状細胞は、1973年にロックフェラー大学教授のラルフ・スタインマン氏らによって発見され、2011年にはスタインマン氏がノーベル医学・生理学賞を受賞したということは、最初にお話ししました。

この樹状細胞は、血液に含まれる白血球細胞の一種で、その名が示す通り、細い木の枝のような突起を持ち、それを四方八方に出し入れしながら血中を浮遊しています。

樹状細胞は、血流によって運ばれて、体の中のあらゆる組織や器官に分布しており、存在する場所によって、それぞれ異なった名前がつけられています。

例えば、表皮の細胞は、ランゲルハンス細胞（LC）、胸腺の髄質やリンパ節の副皮質の細胞は、相互連結性（指状）嵌入《かんにゅう》細胞（IDC）、輸入リンパ管の細胞は、ヴェール細胞（VC）、真皮の細胞は真皮内樹状細胞（DDC）。

さらに、全身に分布している樹状細胞では、骨髄系樹状細胞（MDC）と形質細胞様樹状細胞（PDC）があります。

ちなみに、この中で最初に発見されたのは、ランゲルハンス細胞です。1868年、ドイツのポール・ランゲルハンス氏によって、見つけられましたが、これについ

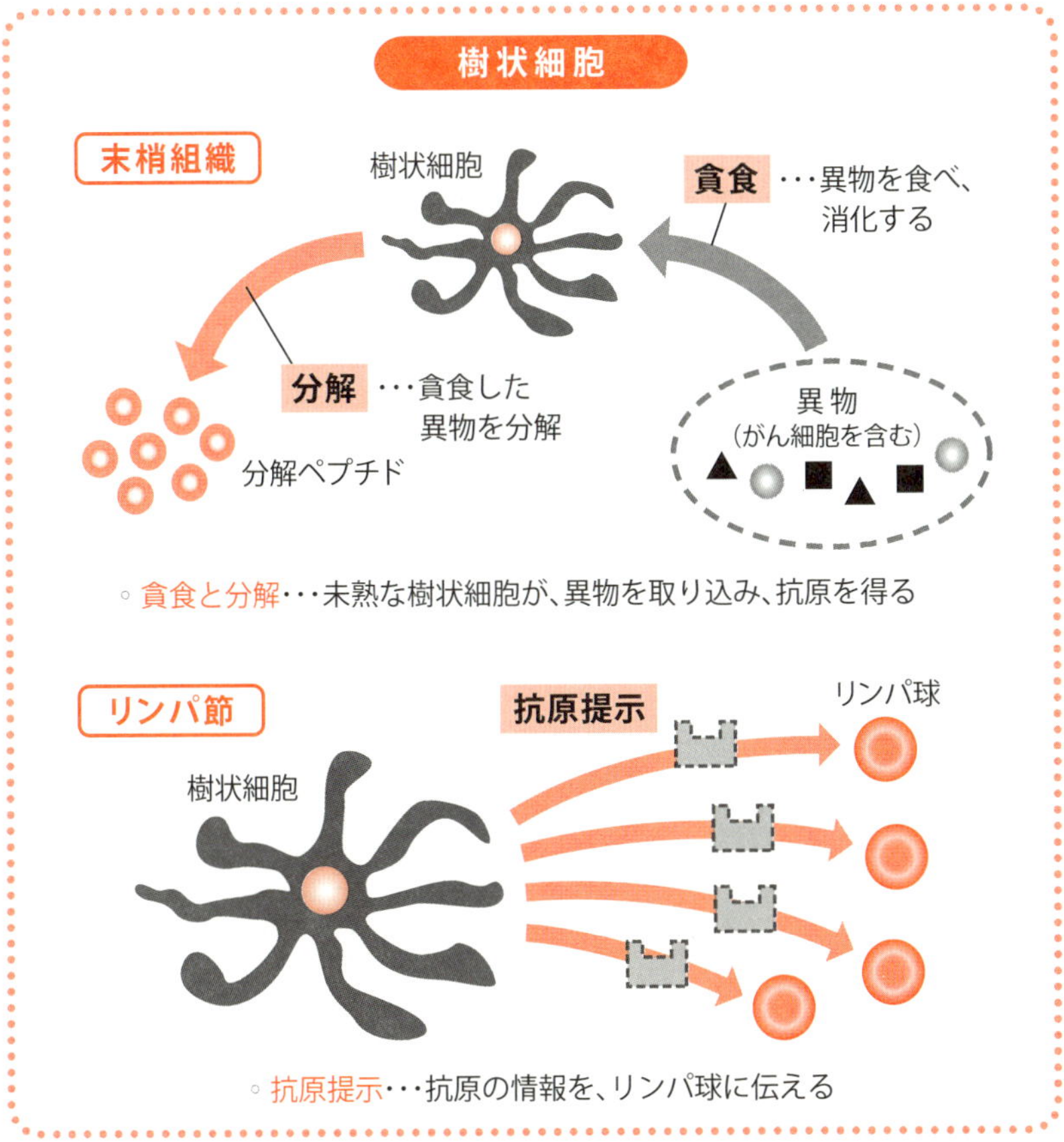
樹状細胞
末梢組織
樹状細胞
貪食・・・異物を食べ、消化する
分解・・・貪食した異物を分解
異物（がん細胞を含む）
分解ペプチド
◦貪食と分解・・・未熟な樹状細胞が、異物を取り込み、抗原を得る
リンパ節
抗原提示
リンパ球
樹状細胞
◦抗原提示・・・抗原の情報を、リンパ球に伝える

ては、ほとんど研究がなされてきませんでした。その後、1970年に相互連結性嵌入細胞が発見されましたが、現在の樹状細胞に結びついた研究は、前述のラルフ・スタインマン氏が脾臓で見つけた、樹状突起を持つ細胞が、新規の細胞として確認されるまで待たなければなりませんでした。

自然免疫と獲得免疫

免疫には、自然免疫（非特異的免疫）と、獲得免疫（特異的免疫）があります。

自然免疫は、体の中に、細菌やウイルス、がん細胞などの異物（非自己）を発見すると、真っ先に攻撃する反応で、このとき駆けつける免疫細胞が、顆粒球（特に好中球）やマクロファージ、NK細胞、そして樹状細胞です。

一方、自然免疫の攻撃から逃れて、生き延びて増殖してくるがん細胞や病原体に対しては、さらに高度な攻撃部隊が発動します。これが獲得免疫で、T細胞やB細胞、インターフェロンなどのサイトカイン、抗体などが担っています。

樹状細胞は、この自然免疫と獲得免疫をリンクする重要な役目を担い、高い抗原提示能を発揮します。

樹状細胞の抗原捕捉・提示能力

がん細胞や病原体の体内への侵入（発生）の初期に発動される自然免疫では、まず、異物の侵入部位（発生部位）に好中球やマクロファージ、NK細胞などが集まってきて、炎症が引き起こされます。

このとき、未熟な樹状細胞（抗原を取り込む能力を持った末梢組織の樹状細胞）は、異物の侵入部位である皮膚の下や粘膜の下にいて、異物が皮膚や粘膜を破って体に侵入してくると、その異物を食べて（貪食《どんしょく》）、消化し、異物の構成タンパク質を抗原（＝異物である目印）として機能させるために、十数個のアミノ酸からなるペプチドまでに分解します。

このがん細胞や病原体のタンパク質の分解ペプチドは、細胞内から細胞表面の組織適合抗原と呼ばれる場所に運ばれます。この過程で、未熟な樹状細胞は、より成熟した樹状細胞へと分化します。つまり、樹状細胞が抗原を捕捉した状態です。

抗原を捕捉した樹状細胞は、リンパ節を遊走します。リンパ節には、ナイーブT細胞が待ち構えていて、樹状細胞から、がんや病原体の目印の情報を受け取ると、その目印にうまく反応するT細胞が選び出され、活性化されて、その後の高度な攻撃部隊（免疫反応）が誘導されます。

つまり、ここからがキラーT細胞やサイトカイン、抗体の出番というわけです。

わかりやすく言うと、先発部隊（自然免疫）にいた樹状細胞は、がん細胞や病原体を食べて、その後に、リンパ球が待機しているリンパ節に移動して、自分の細胞内で消化してバラバラになった、がんや病原体の断片の中から、それらの印（抗原ペプチド）を自分の細胞表面にのせて、T細胞に伝えます（抗原提示）。そして、リンパ球で構成されている攻撃部隊に「敵を攻撃して、壊滅させよ」という、指令を出すわけです。

よく「樹状細胞治療をすると、本当に全身に届くのですか？」という質問をされることがありますが、今言いましたように、樹状細胞は遊走しますから、体のいたるところで、その本領を発揮します。

樹状細胞は血液から採取

樹状細胞治療に使用する樹状細胞は、患者さんの血液から単球を採取して作製します。

なぜなら、樹状細胞を臓器から採取するのは不可能ですし、血液中にもごく微量しかないため、採取が困難だからです。この単球からの培養は、1996年、世界に先がけて、国立感染症研究所の赤川清子氏が発見したものです。その後、世界で追試験が行われ、氏の発表した論文の正当性が確認されて、樹状細胞による、がん治療が可能になったわけです。

ちなみに、培養には初期培養と後期培養があって、初期では数を増やし、後期は分化・活性化を促します。そして、抗原感作（抗原に対して感じやすい状態にする）をして、ペプチドワクチンの取り込みをします。

section 20

特異的リンパ球でがんを攻め落とす

白血球

がんをやっつけるためには、特異的リンパ球の強い力がぜひとも必要です。

ご承知の通り、リンパ球は白血球の一種で、免疫機能の中心的役割を果たしている細胞です。(1)NK細胞、(2)T細胞、(3)B細胞の大きく3つに分けられ、種類によって役割や機能が異なります。

(1) NK細胞（非特異的）

名前の通り、生まれつき（ナチュラル）、外敵を殺傷する（キラー）能力を持った細胞です。

常に体の中をパトロールし、がん細胞やウイルスに感染した細胞を見つけたら、単独で、直接攻撃をしかけます。

パーフォリンやグランザイムと呼ばれる、細胞を傷害する因子を使って、敵を殺します。NK細胞は、自然免疫の重要な細胞です。

(2) T細胞（特異的）

T細胞は、がん細胞などの異物を見つけると、それを排除するための活動を開始します。

主な活動メンバーはヘルパーT細胞（司令塔）、キラーT細胞（殺し屋）で、それぞれ、役割を担っています。

このT細胞チームが、がん撃退の主役である「特異的リンパ球」軍団です。

(3) B細胞（特異的）

B細胞は、T細胞の指令によって、敵に応じた抗体をつくって、その敵を攻撃します。

例えば、がん細胞を見つけたら、

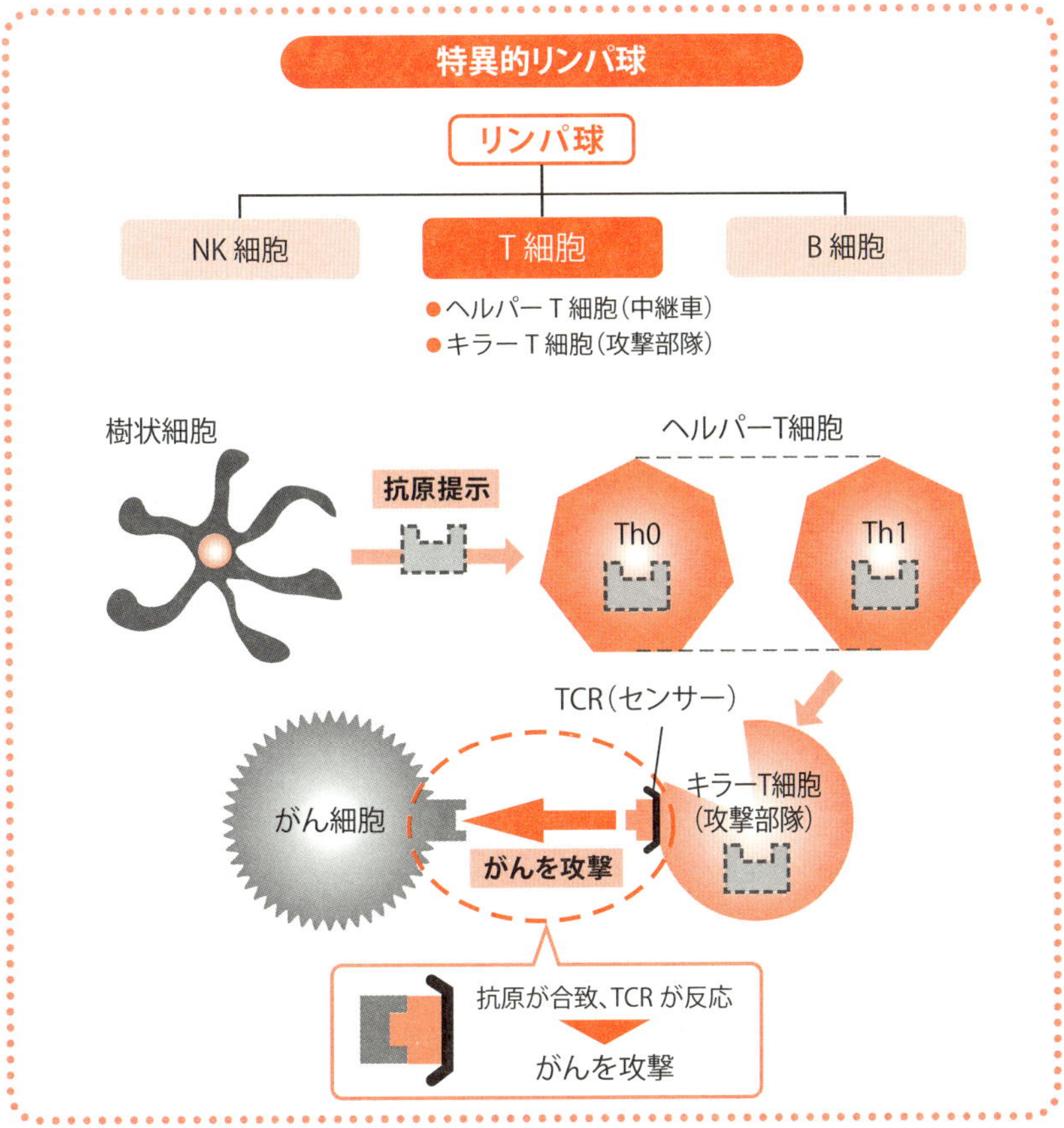

B細胞はそのがん細胞を食べて分解し、ヘルパーT細胞に報告します。ヘルパーT細胞は、その情報から、それががん（非自己）であると判断すると、がんをやっつける武器（抗体）をつくるように、B細胞に命令を出します。それを受けてB細胞は、がんを殺すための武器をつくって、がんをやっつけるわけです。

特異的リンパ球のがん攻撃

特異的リンパ球は、「がんの目印の鍵を持っているリンパ球」です。

樹状細胞は、がんの目印の鍵を、リンパ節で待機しているナイーブヘルパーＴ細胞（Ｔｈ０細胞）に渡しますが、そのときＴｈ０細胞は、樹状細胞が分泌する物質（サイトカイン）によって、Ｔｈ１細胞に分化します（ただし分泌するサイトカインによっては、Ｔｈ２になることもあります）。

そして、今度は、そのＴｈ１細胞が、がんの目印の鍵をキラーＴ細胞に渡します。

鍵を受け取ったキラーＴ細胞は、がんの目印めがけて突進し、ガチャッとその鍵を差し込んで、がん細胞を破壊します。

これが、がんへの特異的な攻撃であり、Ｔ細胞軍団のすごいところなのです。

Ｔ細胞がない患者さんの例が知られていますが、そのような患者さんはウイルスや細菌に感染しやすく（免疫不全）、また、がん細胞を退治することができませんから、がんになるリスクが高いこともわかっています。

Ｔ細胞は、ＴＣＲでがんを認識

Ｔ細胞は、骨髄の中の造血幹細胞から生まれて、胸腺へと移動した後に、成熟したＴ細胞に育ちます。Ｔ細胞という名前は、その「胸腺（thymus）」の頭文字をとって付けられたものです。

さて、Ｔ細胞の表面には、「ＴＣＲ（Ｔ細胞抗原受容体）」と呼ばれる、受け皿のようなものがあります。Ｔ細胞は、この受け皿を使って、がんなどの異物を認識します。つまり、がんの目印という情報が、このお皿に入ってくると、「これは、がんだ」と判断するのです。

しかも、１つ１つのＴ細胞は、それぞれ形が違うＴＣＲを持っていて、どのような異物が入ってきても対応できるように、スタンバイされています。そして、その異物の目印に反応して、Ｔ細胞を活性化します。

特異的リンパ球が持っている鍵の付け根にあるのがＴＣＲですが、このＴＣＲは、特異的リンパ球が、がんにくっつくときのセンサーのようなもので、そのセンサーと鍵は、いわばセットです。そして、リンパ球ががんに突進して、鍵ががんの鍵穴（目印）に差し込まれると、TCRからは「活性化シグナル」が発信されます。

すると、リンパ球は活性化して、がんに対して、猛攻撃を加えることになるのです。具体的には、シグナルが出ると、リンパ球は、インターフェロンというエネルギーを自らつくり出して補給し、自らつくったパーフォリンやグランザイムといった「殺がん酵素」を出して、がんを叩きます。

TCRで起こる特殊な現象

ところで先ほど、「T細胞はそれぞれ形が違うTCRを持っている」と言いましたが、そんなことがなぜ可能かというと、T細胞では、TCR遺伝子がランダムに組み換えられるという、他の遺伝子では見られない特別な現象が起こるからです。

このように、遺伝子をバラバラにして混ぜることで、あらゆる形のTCRをつくり出すことができるというわけです。

この現象中には、自分を認識して反応するTCRが出現する一方、まったく異物の目印を認識できない失敗作もできます。後者のようなT細胞は、胸腺内で取り除かれます。

section 21

非特異的リンパ球 NK細胞ができること

NK細胞の発見

NK細胞は、自然免疫系で活躍する細胞です。

発見されたのは1975年と比較的新しく、それまでは、リンパ球にはT細胞とB細胞の2種類しかないと考えられていました。その一方、私たちの体の中のリンパ球の70~80%はT細胞、5~10%がB細胞であることはすでにわかっていましたが、残りの15~20%が何なのかは、長い間明らかにされていませんでした。この残りの15~20%にあたる細胞がNK細胞だったというわけです。

NK細胞はNK/T細胞系列の進化において最初に生まれたリンパ球であり、その形態の特徴から「大型顆粒リンパ球」とも呼ばれます。

NK細胞の攻撃目標

NK細胞の攻撃目標は、自分の体の一部とわかる、目印のない細胞です。つまり、細菌やウイルスなどの異物細胞（「非自己」）や、がん細胞（「変質した自己」）などを、NK細胞は攻撃しています。

NK細胞は常に体の中をパトロールしており、がん細胞やウイルス感染細胞などを見つけると、上からの攻撃指令がなくても戦闘態勢に入り、倒そうとする性質を持っているのです。

攻撃目標の例外

その攻撃目標には、一点だけ「但し書き」があります。

それは「MHCクラス1抗原を持たない異常細胞である」という

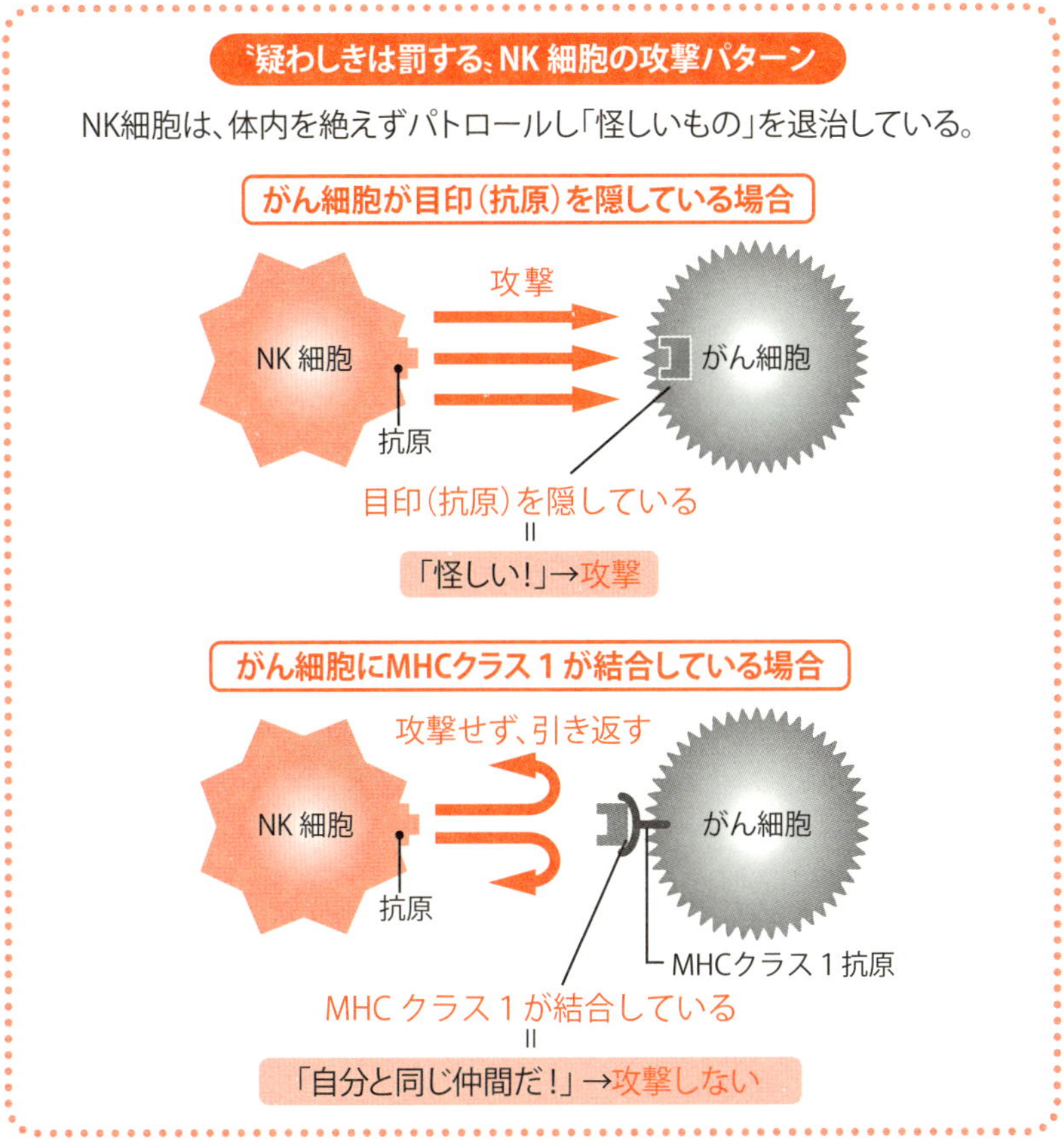
"疑わしきは罰する"NK細胞の攻撃パターン
NK細胞は、体内を絶えずパトロールし「怪しいもの」を退治している。
がん細胞が目印（抗原）を隠している場合
攻撃
NK細胞
抗原
がん細胞
目印（抗原）を隠している
=
「怪しい！」→攻撃
がん細胞にMHCクラス1が結合している場合
攻撃せず、引き返す
NK細胞
抗原
がん細胞
MHCクラス1抗原
MHCクラス1が結合している
=
「自分と同じ仲間だ！」→攻撃しない

ことで、そのような条件下であれば、相手を選ばずに攻撃します。

MHCは、日本語に訳すと「主要組織適合遺伝子複合体」となり、MHCクラス1は、キラーT細胞に関与するものです。

キラーT細胞は、がんを攻撃するとき、提示されたがんの目印を認識して攻撃します。

ところが、抗原とMHCクラス1が結合されて提示されていると、キラーT細胞はがん抗原をがん抗原と認識することができず、攻撃を加えません。

つまり、NK細胞は、がんが目印を隠していれば即座に攻撃をするのですが、目印にMHCクラス

1が結合していると、がんを攻撃せずにそのまま引き返してしまうのです。その理由は、NK細胞が、がん細胞を自分自身だと誤って認識してしまうためです。

MHCクラス1は細胞の「指紋」のようなものであり、その人固有の細胞の印です。ですから、それががん細胞の上に乗っていると、NK細胞は、がん細胞を自分と同じ仲間であると勘違いしてしまうのです。それで、「自分を攻撃してしまっては大変だ」ということで、帰ってしまうのです。

「刑事」と「巡査」

キラーT細胞は、明らかな特徴を出した悪者・がん細胞をターゲットとして攻撃します。一方、NK細胞は、常にパトロールを行って、見つけた怪しいものを随時攻撃していくというスタイルを取っているのです。

例えるならば、キラーT細胞は指名手配犯を追う「刑事」です。刑事は、特定の犯人に狙いを定めて、探しまわっています。もし犯人が警察の制服を着ていたら、刑事はその人のことを怪しまずに、通り過ぎてしまうでしょう。MHCクラス1は、この「警官の制服」に例えられます。

それに対して、NK細胞は、パトロールをする「巡査」です。街の中で、「怪しいぞ」と思うと、職務質問をして、やっつけてしまうわけです。

NK細胞の攻撃原理

このように、NK細胞は、敵の目印となる情報がなくても、標的を殺すことができます。

では、目印がないのに、NK細胞はどのようにして標的を見分けているのでしょうか。

NK細胞の標的細胞を認識する仕組み（標的細胞認識機構）については、これまでに様々な仮説が提唱されていますが、現在、有力視されているのが「ミッシングセルフ説」です。

MHCには「自己の目印」としての機能があり、正常細胞はMHCクラス1を発現していますが、ウイルスに感染した細胞やがん細胞では、MHCクラス1の発現が低下、あるいは消失しています。

NK細胞は、このことを根拠として、これらの細胞を自分とは異なるもの（「自己の喪失した細胞」「非自己細胞」）として認識し、排除するのではないかというのが、ミッシングセルフ説です。

その他、「傷害を受けた自己の細胞は危機を表すシグナルを発現するので、NK細胞に排除されやすくなる」というinduced self説などもあります。

NK細胞の限界

NK細胞は、非特異的な免疫細胞です。インフルエンザなどの感染症に対しても、初期の段階で登場し攻撃を加えます。

がんの場合でも、発がん当初はNK細胞の活性が強くなっています。初期がんでは、がん細胞の目印がまだしっかり出ていないために、NK細胞に攻撃対象と見なされ、がんは次々と倒されていきます。

しかし、がんの進行とともにNK細胞の活性はだんだん下がっていき、がんを退治することができなくなっていきます。がんが、目印をくっきりと表すようになってくるからです。

こうなると、あとは、特異的リンパ球に任せるのみです。

section 22

精度の高い新生抗原でより確実にがんを倒す

精度の高い目印の選定がカギ

免疫細胞治療を行う上で、がんを取り巻く免疫環境を整えたり、免疫抑制を解除することはとても重要です。さらに、免疫細胞ががんまで到達し、がんの女王蜂のような存在であるがん幹細胞を攻撃するためには、新生ペプチド（抗原）の選定がカギを握ります。

つまり、確実にがんを倒すためには、精度の高いがんの目印を探し出すことが大事なのです。

「共通抗原」と「新生抗原」

がんは、自分が増殖や転移、浸潤をするために必要なタンパク質（特異的タンパク質）を自らつくり出しています。その特異的タンパク質は、ペプチドに分解されて細胞表面に残るか、血中に放出されます。がんの目印となるのは、前者のような、細胞表面に残ったペプチドです。

さて、がんの目印には、「共通抗原」と「新生抗原」があります。

従来は、多くのがん患者さんに共通する「共通がん抗原」を目印にして免疫細胞治療が行われていました。がん細胞の中から、誰もが共通して持っているものをサンプルとして採って、ワクチンとして使用するという考え方です。

ところが、この共通抗原は、がんの「見せ球《だま》」の可能性があります。見せ球であれば、いくらアタックしても意味がありません。

多くのがんに共通しているペプチドは、「自己」の形にきわめてよく似ているものですから、特異的免疫細胞は、それを異物として

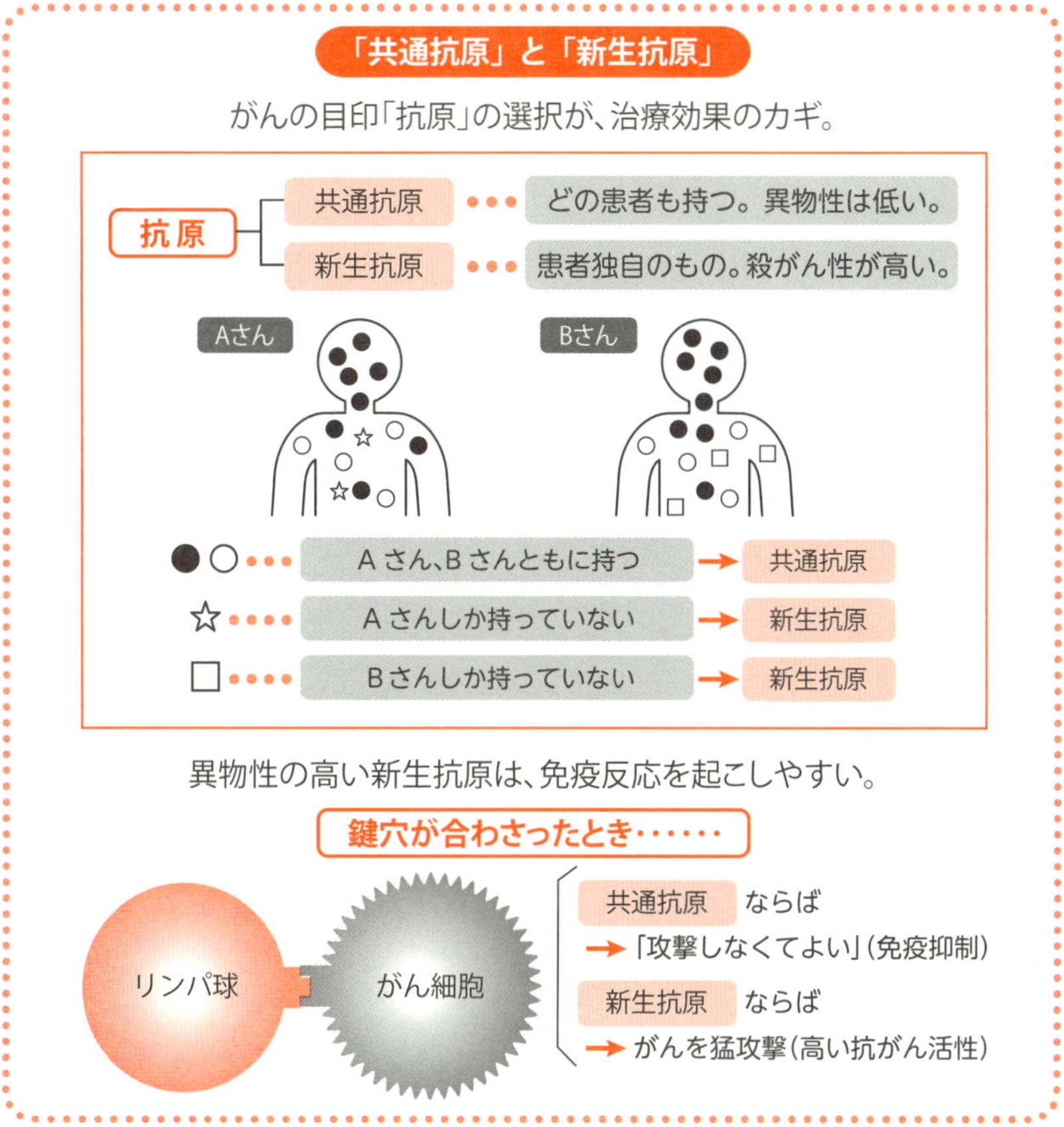

認識することが難しいのです。共通抗原を目印にする方法では、免疫反応を引き起こす性質（免疫原性）が低くなるのです。

そのため、現在は、がん細胞の遺伝子変異で生まれた「がん新生抗原（腫瘍特異的変異抗原）」という、個々の患者さんの独自の抗原が注目されてきています。

例えば、大腸がんの患者さんを100例集めたとき、どの患者さんも持っているのが共通抗原です。しかし、新しく生まれた抗原は、AさんとBさんでは、はっきり違うかもしれないのです。

野球で言うと、ストレート、カーブ、フォークという、まったく同じ球種のバリエーションを持つピッチャーが何人かいるとします。ところが、その誰ひとりとして、まったく同じ投球をする人はいません。フォームやボールの軌道、スピード、投球のクセなどが、それぞれに違っているはずです。

さらに、人間の体自体がそうです。顔であれば目、鼻、口などがあるように、人間としての特徴を誰もが持っていますが、ひとりひとりの顔はまったく違います。

これが、共通抗原と新生抗原の基本的な考え方の違いです。

新生抗原の強み

新生抗原は免疫原性がとても高く、優れた殺がん性免疫反応の作用を持ち合わせています。

簡単に言うと、この新しい抗原には、自己とは異なるという非自己性＝異物性が多分に含まれています。つまり自分の細胞とはまったく違うものがたくさん含まれていて、「これは自分ではない」とはっきりわかるのです。

ですから、それぞれの患者さんの新生抗原を的確に見つけることが、免疫細胞治療の成否を決定づける大きな要素になります。

的確に標的であるがん細胞をとらえるためには、使用するペプチドワクチンの性能が良くなければならないと前に言いました。それと同じくらいに大事なことが、免疫反応を引き起こす力を持っている目印を見つけることなのです。

免疫原性の高い抗原にぴったり合った新生ペプチドワクチンをつくることができれば、大きな治療効果を手に入れることができる、というわけです。

免疫シナプス

がん抗原を取り巻く環境には、リンパ球やＴＣＲ（Ｔ細胞抗原受容体）、ＭＨＣクラス１などが存在しています。

92ページで説明しましたように、がん抗原を取り込んだ樹状細胞は、Ｔ細胞の活性化が起こるリンパ節に移動し、特異的なTCRを発現する1つのT細胞と出合います。そして、接着することで相互作用が生じ、互いに活性化します。T細胞が持っている、がんを攻撃する鍵の付け根にTCRがくっつくことで、活性化するのです。

こうして形成されるのが、細胞表面分子が特殊に配列する「免疫シナプス」と呼ばれるものです。

リンパ球と、樹状細胞などの抗原提示細胞、またはがんなどの標的細胞との接触面に形成される構造が、免疫シナプスなのです。

「珍しい＝怪しい」で、敵を倒す

この免疫シナプスにおいて、新生抗原は、プラスの信号のフォーメーションを組みやすいとされています。これががん細胞を認識しやすい性質を持つのに対して、共通抗原のほうはマイナスのフォーメーションであり、どちらかと言うと免疫抑制に働くことがわかっているのです。

特異的リンパ球の鍵ががんの鍵穴にガチャッと差し込まれると、リンパ球はがんを猛攻撃するということは、すでにお話ししました。

ところが、そのがんの目印が共通抗原であると、活性化シグナルを出すはずのTCRは、マイナスの信号を出すか、もしくはごく弱い信号しか出さないのです。

つまり、共通抗原というのは、皆に共通している既知のものですから、TCRは「ああ、あいつは知っている奴だから、攻撃しなくていいよ」という、マイナスの信号を出してしまうのです。

共通する特徴があると排除されにくいので、目新しい抗原を使って高い効果を目指そうというのが、新生抗原の考え方です。

section 23

独自のメソッド
変動型分子標的樹状細胞治療

変動型分子標的樹状細胞治療

当クリニックが行っている治療に「変動型分子標的樹状細胞治療」があります。これは付属の研究所で開発されたもので、血液中のメモリー情報をもとに、がんの目印であるがん抗原（ペプチド）の変化を予測し、その時々で最も効果が期待できるペプチドワクチンを、樹状細胞に搭載する治療法です。

がんは、時間の経過とともに、その顔立ちを変化させていきます。言い換えると、免疫の攻撃から逃れるために、自分の目印を変え続けます。

ですから、同じ患者さんのがんでも、今日と1か月後とでは、まったく違う目印を出している可能性のほうが大きいのです。同じペプチドワクチンを使用し続けると抵抗性が生まれることからも、それがわかります。

例えば、5月1日と7月1日の状態を比べると、5月1日の時点では、A・B・Cという目印が出ていたのが、7月1日には、D・E・Fという目印に変わっているかもしれません。そうすると、樹状細胞に搭載するペプチドワクチンも、A・B・CではなくD・E・Fに変えなければならないということなのです。

また、変化の速度が「速い」ということは、それだけ治療は「不安定」になってしまうということです。がんの顔立ちの変化が速いのであれば、ペプチドワクチンもそれに対応していかなければなりません。

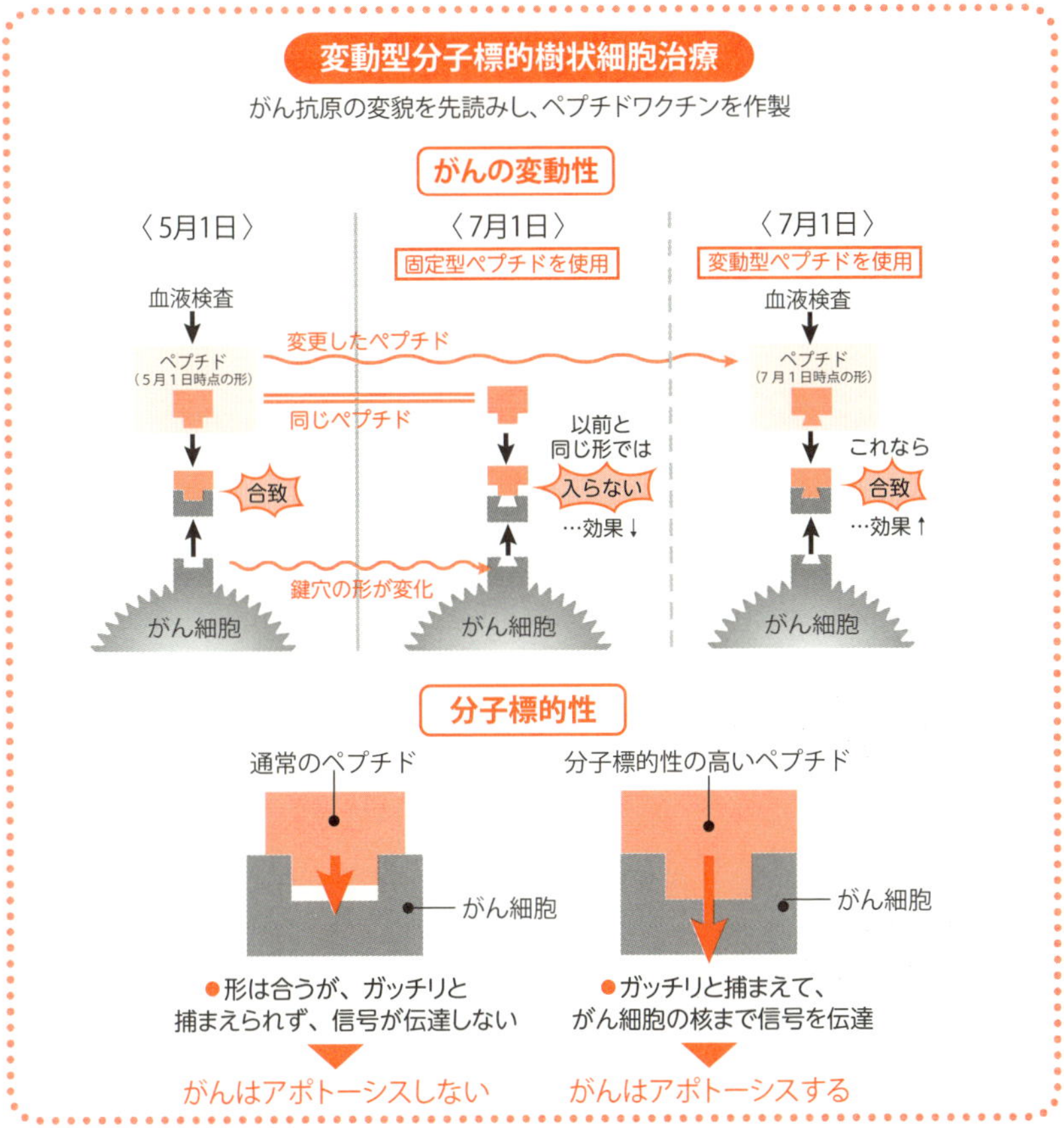

がんの「生きた」情報を得る

ペプチドワクチンをつくる際には、「がんの情報」が必要です。

そして、その情報を得るには、過去のデータや手術標本を参考にします。これらはいわゆる「固定型」のペプチドワクチンのための情報です。

一般的なペプチドワクチン治療では、例えば、膵臓がんだったらAのペプチド、肝臓がんだったらBのペプチドというように、どのペプチドを使うかが決められています。これが固定型のペプチドワクチンです。

一方、がんの目印の変化に応じ

てどのペプチドを使うか選択していく「変動型」では、血中のがん情報によって、ペプチドワクチンをつくります。この血中のがん情報は、刻々と変化する「生のがん情報」です。

血中の情報には、樹状細胞による情報やヘルパーT細胞による情報などいろいろなものがありますが、変動型ペプチドワクチンを作製するためには、がんを攻撃するキラーT細胞からの情報が必要です。

樹状細胞やヘルパーT細胞は、会社で言うなら総務担当というところですが、このキラーT細胞は、現場で働く営業マンです。この第一線の営業マンからじかに情報を受け取るのですから、がんの今の状態を把握できるわけです。

このような方法は、今までなかったもので、当クリニックだけが行っています。（現在、特許申請中）

変動型ペプチドワクチン

では、どのようにして、キラーT細胞からがんの情報を得るのでしょうか。

キラーT細胞は、病原体やがん細胞のような敵と戦うと、その対処方法を学習し、メモリーT細胞として履歴を残します。そして、同じ敵にまた出合うと、メモリーT細胞の履歴をもとにして、効率よく敵をやっつけます。

例えば、水疱瘡《みずぼうそう》のウイルスが体の中に入ると、最初に攻撃するのがメモリーT細胞です。もしメモリーT細胞が機能しなければ、ウイルスは体の中でどんどん増えてしまいます。

一度感染したウイルスがまた入ってきたとき、その都度、免疫反応を最初から起こすのでは、時間がかかりすぎてしまいます。メモリーT細胞のおかげで素早い対応が可能になり、大事に至らなくてすむというわけです。

このメモリーを応用したのが、変動型ペプチドワクチンです。つまり、自己血液中に存在するメモリーT細胞と、ターゲットとなるペプチドとの反応性を経時的に調べ、そのときどきで最も有利なペプチドを上位から選ぶのです。そうすることで、今その時点での最適なペプチドワクチンを投与することができるのです。

スーパー樹状細胞で狙い撃ち

変動型分子標的樹状細胞治療において、ペプチドワクチンの最適化と並んで重要なのが「分子標的性」です。簡単に言うと、がんを狙い撃ちにする能力です。

樹状細胞は、免疫系ががんを攻撃するときに司令塔の役割をしますが、この樹状細胞の働きを利用したのが、もともとの樹状細胞治療です。しかし、その「普通の樹状細胞」を用いた治療では、難治性のがんには歯が立ちません。

そこで、普通の樹状細胞をさらに強力かつ高性能なものにするために開発したのが、分子標的樹状細胞です。それは、がん細胞をガッチリと捕まえることのできるペプチドワクチン搭載の、スーパー樹状細胞ということができます。

分子標的樹状細胞は、がんの目印にペプチドワクチンがくっつくと、ワクチンからがんへ信号が送られ、がんのアポトーシス（プログラムされた細胞死）を誘導します。

そして、ここでも重要になってくるのが、そのペプチドワクチンの性能です。

一般的な合成方法でつくられたペプチドワクチンは、例えて言うなら、ダミーのスイッチのようなものです。ダミーでは、がん細胞はアポトーシスを起こしません。

がんを死に導くには、がんの核（遺伝子）の部分まで、信号が確実に届くことが必須なのです。言ってみれば、中の電球とつながるようなワクチンでなければ、役に立たないということです。これが、「分子標的性」です。

section 24

独自のメソッド 超特異的リンパ球群連射治療

進行性がんに強い治療法

当クリニックでは、患者さんの病状に応じ、「混合型リンパ球治療」「特殊型リンパ球治療」「超高密度NK細胞治療」「超特異的リンパ球群連射治療」という4つのリンパ球治療を使い分けています。その中でも進行性のがんに威力を発揮するのが、超特異的リンパ球群連射治療です。

がんの親玉・がん幹細胞

既に述べたように、がん幹細胞は、いわゆるがんの製造工場で、分裂して自分と同じ細胞をつくり出す自己複製能力と、いろいろな細胞に分化できる多分化能を持ち、しかも非常に強い抵抗力があります。まるで女王蜂のようにがん子細胞を次々と生み出し、がんを増大させる、がんの親玉のような存在です。

がんの生命維持はこの親玉にかかっており、親玉が倒されると、子供たちも弱体化していきます。

それだけでなく、親玉と子供たちの間には互いに依存関係があるので、子供は子供なりに親を守ろうと必死に画策します。

がんが進行してくると、がん幹細胞は、盛んに子細胞に分化するようになります。要は、子どもをたくさん生み出すわけです。

重要なのは、その子どもたちの顔立ちが、みな異なっているということです。すなわち、がんの目印であるがん抗原が、みな少しずつ違っています。がんのヘテロ性（多様性）がよくいわれますが、

超特異性リンパ球群連射治療

多様化・複雑化する進行性がんの動きに対応。

進行性のがん細胞では……

今までとは異なる
抗原を持つがん小細胞が
次々に作られる。
（①〜③）

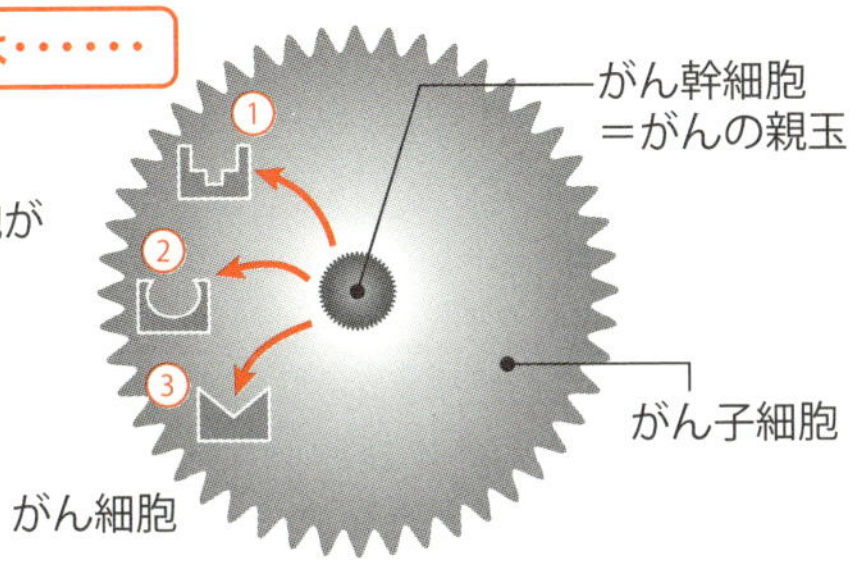

超特異性リンパ球群連射治療

ワクチン検査により、キラーT細胞からの情報をもとに、
新たな抗原の形を把握

▼

ペプチドワクチンを作製
① には………
② には………
③ には………

▼

患者さんのリンパ球に搭載

それはこういうことなのです。

がん治療を難しくするヘテロ性

様々な顔つきを持つがん子細胞が生まれてくる原因となるのは、外的な刺激です。この刺激には、放射線治療や化学療法、免疫治療などによるものを含みます。

刺激を受けると、不均一で多様ながん子細胞がたくさん生まれ、ときには、目印を完全に隠しているような子供も生まれてきます。

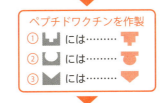

例えば、こんな試験報告があります。EGFRという遺伝子変異で起こる肺がんの患者さんに、EGFR阻害薬（分子標的薬）を投与すると、それに対して、また別

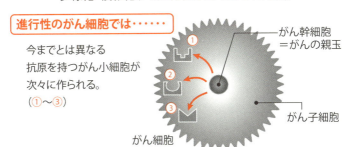

のがんの成長機構が出現するというものです。がん治療、特に進行性のがんの治療が困難なのは、このように、がんに何らかの刺激を与えると、別の顔立ちのがんが出てくるからです。

そうなると、リンパ球にペプチドワクチンを搭載するにしても、その様々な顔立ちに対応しなければなりません。

がん子細胞がAタイプ、Bタイプ、Cタイプ……と、それぞれ異なった目印（抗原）を持っていたとしたら、ペプチドワクチンもA、B、Cそれぞれのタイプに対応したものを用います。これが、超特異的リンパ球群連射治療の原理です。

そして、目印を隠している子細胞に対しては、非特異的なNK細胞が攻撃をしかけます。超特異的リンパ球群連射治療は、抗原を提示していないがん細胞にも抗がん効果が発揮されるよう、NK細胞で特異的リンパ球を補うようにプログラムされているのです。

一方、がん子細胞たちは、がんの本体であるがん幹細胞を守って、さらにその勢力を拡大させていくために、結束協力して、それぞれかばいあいます。

例えば、Aというペプチドワクチンが来たら、「じゃあ、お前はちょっと隠れていろ、俺が前に出るから」と、Aの目印を持っているがんを退けて、Bが前に出るのです。同じように、Bというペプチドワクチンが来たら、今度はCの目印を持っているがんが、前面に出てきます。

このように、がん組織はその顔立ちを自在に変えて、免疫系をあざむきます。この複雑性ががんの一番恐ろしいところで、がん治療を困難にしている最大の障壁ともいえるのです。

超特異的リンパ球群連射治療

従来のリンパ球治療では、がんの持つこうした「自分を守るシステム」に勝つことはできません。

そこで、これに対抗するシステムとして生まれたのが、超特異的リンパ球群連射治療です。

これまでのリンパ球治療の単独攻撃は、言ってみれば「もぐら叩き」のようなもので、ヘテロ性に富んだ進行性のがんに対しての効果は、乏しいといわざるを得ません。

その点、超特異的リンパ球群連射治療は、一網打尽にがんを叩ける手法といえます。

様々なタイプのがんが混在している進行性がんは、その1つずつを攻撃していっても、1か月もすれば、すぐに立ち直ってしまいます。つまり、1種類のペプチドワクチンを搭載したリンパ球では、次々に顔立ちを変えるがんに順々に追い払われてしまったり、耐性を獲得されてしまいます。

超特異的リンパ球群連射治療を行えば、がんを一気に追い詰め、根こそぎ撃退することが可能なのです。

変動型ワクチン検査との併用

超特異的リンパ球群をつくるには、102ページに登場した変動型のワクチン検査を利用します。

すなわち、がんを直接攻撃するキラーT細胞からの情報をもとに、今のがんの顔立ち（抗原）がどのように見えているのかを調べて、最も有利なペプチドを上位から選んでワクチンをつくり、それをリンパ球に搭載して、患者さんに投与します。したがって、超特異的リンパ球群連射治療の正式名称は「変動型分子標的超特異的リンパ球群連射治療」となります。

「変動型分子標的樹状細胞」と、この「変動型分子標的超特異的リンパ球群連射治療」の違いは、ペプチドワクチンを樹状細胞につけるか、リンパ球につけるかの違いです。

前者は「効果はゆっくりだが、持続性がある」、後者は「即効性があるが、持続性が低い」という特徴を持っています。

section 25

免疫細胞治療の進行と知っておきたい副作用

進行性がんに強い治療法

免疫細胞治療の基本的な流れは、次の3段階です。

❶免疫解析
❷免疫チェックポイントの治療
❸攻撃の治療

これを3、4週ごとに2、3コース行い、画像検査、腫瘍マーカー、CTC検査などで評価します。

具体的には、初診時に採血をして、次のような項目を実施します。

・免疫解析
・変動型のワクチン検査
・リンパ球の培養
・樹状細胞の培養

そしてさらに1、2週間後（樹状細胞治療の場合は1週間後、リンパ球治療の場合は2週間後）に、抗PD-1抗体治療（免疫チェックポイント治療）と免疫細胞治療を行います。

ちなみに、抗PD-1抗体（ニボルマブ）は、1時間以上かけて静脈へ点滴注射を行い、投与します。投与量は、患者さんの体重によって決定します。投与した翌日から20日間は休薬し、投与日と休薬期間を合わせた21日間を1サイクルとして、投与を繰り返します。

このとき、併せて行うのが免疫抑制解除です。免疫解析の結果をみて、例えば、VEGF、TGF-β、IL-6といった、免疫抑制をしている、がんに支配されている兵士たちを排除するのです。

免疫細胞治療の流れ

初診（採血）
- 免疫解析
- 変動型のワクチン検査
- リンパ球の培養（2wk）
- 樹状細胞の培養（1wk）

（1〜2週間後）

免疫細胞治療

① 免疫解析
② 免疫チェックポイントの治療
- 抗PD-1抗体
- 抗CTLA-4抗体

③「攻撃」の免疫細胞治療
- NK細胞
- 特異的リンパ球
- 変動型分子標的樹状細胞
- 超特異性リンパ球群連射

× 2〜3セット（3〜4週ごと）

抗PD-1抗体治療

抗PD-1抗体
点滴投与
（翌日から20日休養）
▼
繰り返し

免疫細胞治療で注意したいこと（副作用）

副作用として･･･

間質性肺炎、その他：アレルギー、甲状腺炎、重症筋無力症、I型糖尿病、白血球減少、口内炎、皮膚炎 など

◦まめに検査
◦早めに対処

抗PD-1抗体の副作用

抗PD-1抗体には、副作用がまったく見られないわけではありません。

もっとも重篤な副作用としては間質性肺炎が挙げられますが、他にも各種アレルギー、甲状腺炎、重症筋無力症、I型糖尿病、白血球減少、口内炎・皮膚炎などが確認されています。

ちなみに、間質性肺炎とは、肺の間質（肺の空気が入る部分である肺胞を除いた部分）を中心に炎症をきたす疾患で、一般の肺炎とは異なる症状や経過を示します。

副作用をコントロールするため

には、血液検査や画像診断などの各検査を定期的に（少なくとも治療の各コースの前に1回）、行う必要があります。つまり、「まめに検査をする」こと、それが一番大事です。副作用の出方はきわめて緩やかなことが多いので、早めに判明すればコントロールすることが可能です。

風邪をこじらせてしまうと肺炎になってしまうように、どんなに軽い兆候でも、見過ごしてしまうと重症化してしまう恐れがあります。

まめな検査、早めの対処が肝心

2016年3月末現在、当クリニックで抗PD-1抗体の治療を受けた患者さんは、実に70名を数えます。

ヘビースモーカーだったある患者さんは、軽度の間質性肺炎を発症しましたが、1週間のステロイド剤内服で完治し、その後は予定通りにがん免疫細胞治療を進めることができました。

甲状腺炎は女性の50％以上で発症しますが、初期であれば、甲状腺ホルモン剤の内服でコントロールができます。重症筋無力症やI型糖尿病の発症については、当クリニックの70名の症例では、今のところ確認されていません。

口内炎・皮膚炎については、30％以上の方が、軽度の「グレード2」以下を発症しましたが、日常生活に支障をきたすような「グレード3」に至った患者さんは、1人もいません。また、1人に軽度の白血球減少（3000個／μLが1900個／μLに減少）がみられましたが、それも1か月以内に回復しています。

このように、副作用をコントロールできるのは、やはり早めに症状を感知して、適切な対処をしたからにほかなりません。

具体的には、PD-1抗体の投与量を減らしたり、治療のインターバルを3週間から4週間に延ばすなどの対処を行います。

特に注意したい「間質性肺炎」

ただし、間質性肺炎については、かなり慎重になる必要があります。

間質性肺炎は重篤な疾患です。細菌やウイルスの感染が原因で起こる、気管支または肺胞の炎症が通常の肺炎ですが、間質性肺炎の場合は、肺胞壁や支持組織からなる間質に炎症が生じます。

炎症が進むと肺胞壁（肺胞の壁の部分）が厚くなり、肺全体が固くなります。その結果、肺のふくらみが悪くなって肺活量が低下し、酸素の吸収効率も悪化していきます。さらに進行すると、肺が線維化して、日常生活に支障をきたす可能性が出てきます。

ですから、もともと重度の間質性肺炎で、それが特に活動性の場合は、基本的には抗ＰＤ－１抗体治療をすべきではないと、私は考えます。他の治療法があるのなら、そちらを選択すべきでしょう。

しかし、他の選択肢がなくて、やむを得ない場合は、それが活動性でないのであれば、ステロイド剤を使いながら、慎重投与ということもあり得ます。でも、やはり基本的には、禁忌だということを強調しておきたいと思います。

ただ、繰り返しになりますが、適切な期間ごとにきちんと検査をして、早めに気づくことができれば、抗ＰＤ－１抗体の副作用の重症化を防ぐことができます。

抗ＰＤ－１抗体で免疫抑制のブレーキを解除することは、免疫細胞治療を行う上で、非常に効果的です。それだけに、十分な安全管理を行うことが、われわれ医療者の責務だと考えます。

第2章

がん種別に見る「抗PD-1抗体」の実力

がん種別 1

脳腫瘍

免疫機能は十分に働いており、免疫細胞治療に適しているがん種

脳腫瘍は、頭蓋内に発生する腫瘍の総称で、細胞のタイプと性質によって、複数の種類があります。神経膠腫《こうしゅ》（グリオーマ）という脳腫瘍は悪性脳腫瘍の代表格で、原発性脳腫瘍の約30％を占めています。

悪性度は、WHO（世界保健機関）の分類が一般的です。病理的特徴によりグレード1～4に分けるもので、グレード4は膠芽腫《こうがしゅ》（グリオブラストーマ）と呼ばれ、最も悪性度の高い腫瘍です。

膠芽腫に対する現在の標準治療は、障害を残さない範囲で最大限の摘出手術を行った後、放射線治療と化学療法を行うものです。

予後は不良で、治療成績はここ30年以上変化がないといわれています。その原因には次のようなことが挙げられ、これらは同時に再発例にも当てはまります。

①若年層である
②治療前の状態が良い
③手術での摘出率が高い
④放射線照射や化学療法に対して反応が良い

免疫細胞治療に適したがん種

脳には、関所のような機能を司る器官があります。血液と脳の間にある「血液脳関門」がそれで、

血液中の物質を選択・制限することで、毒性物質から神経細胞を守るバリアの役割を果たしています。しかし、この仕組みゆえに、薬剤も通りにくくなっています。

一方、脳の中には樹状細胞のような司令塔（抗原提示細胞）が存在しないため、免疫系のような活動ができないとされていました。また、神経膠腫では様々な免疫抑制因子がつくられて、免疫を抑制しようとするがん細胞の力（免疫逃避機構）が活性化していることが指摘されてきました。

こうしたことが悪性の脳腫瘍に対する免疫細胞治療の妨げになっていると、これまでは考えられてきましたが、近年、そうではないことが明らかになってきました。

というのも、脳内では、マイクログリアや星状細胞と呼ばれる脳を構成する細胞が司令塔の役割を果たしていて、リンパ球ががんに集まることが確認されるなど、免疫機能が十分に働いていることが認められているのです。つまり、免疫細胞治療をする「前座」ができているのです。

臨床試験で高い生存率

さらに、膠芽腫ではPD-L1が発現していて、リンパ球のPD-1と結びついて、リンパ球が自分を攻撃することにブレーキをかけていると考えられます。

したがって、このPD-1／PD-L1免疫チェックポイントを阻害することにより、がん免疫を増強する方法が、現在、きわめて魅力的な治療戦略と位置付けられ、大いに期待されています。

臨床試験では、膠芽腫に対して抗PD-1抗体を単独投与した場合、6か月生存率は70％、抗CTLA-4抗体との併用では80％、9か月生存率はいずれも60％という結果が出ています。

ちなみに、放射線治療の併用で、免疫細胞治療の効果亢進も期待されています。

がん種別 2

頭頸部がん

ＱＯＬと根治性の両立を、抗ＰＤ-１抗体で実現

➡ 症例は 150 ページ

頭頸部がんの「頭頸部」というのは、脳より下方で、鎖骨より上方の部分を指し、顔面から頸部全体が含まれます。つまり、従来の耳鼻咽喉科、口腔外科の領域を中心としたがんの総称が、頭頸部がんです。（ただし、脳・脊髄・目は除く）

主な部位としては、口腔（舌、歯肉、口腔底、頬粘膜）、咽頭（上咽頭、中咽頭、下咽頭）、喉頭、鼻腔、副鼻腔（上顎洞、篩《し》骨洞、蝶形骨洞）、唾液腺（耳下腺、顎下腺、舌下腺）、甲状腺、頸部食道、気管があります。

飲酒や喫煙が原因

頭頸部は、呼吸、咀嚼《そしゃく》、嚥下《えんげ》、さらに発声、味覚、聴覚などなど、私たちが生命を維持するためや、社会生活を送る上で、必要かつ重要な機能が集中しています。

この部分に障害が起こるとＱＯＬに大きく影響しますから、がんを治すための根治性とのバランスをとった治療が必要となります。

発生には、喫煙や飲酒が大きく関わっていて、喫煙者で喫煙を続けた場合には、回復が遅れ、さらに頭頸部がんの再発リスクや二次がん発生のリスクが高まってしまいます。

発生頻度は、胃がん、大腸がん、肺がんなど、他のがんに比べて少

ないのですが、今お話ししましたように、種類が非常に多く、治療法や予後が異なるのが特徴です。

さらに、頭頸部がんは、食道がんなど、他の部位と重複して発生しやすいことも知られています。

扁平上皮がんに、抗PD-1抗体

さて、頭頸部がんの約90％は、扁平上皮がんです。

皮膚は、表皮、真皮、皮下組織といった層構造になっていますが、扁平上皮がんは、このうち表皮に存在する細胞が悪性増殖してできるがんです。

そして、この扁平上皮がんは、抗PD-1抗体が効きやすいという特徴を持っています。なぜなら、体細胞の変異が多いほど、免疫チェックポイント阻害薬や、ペプチドワクチン治療は、効きやすいのです。

頭頸部扁平上皮がんに対する標準的な化学療法は、セツキシマブ（分子標的薬）＋プラチナ併用化学療法ですが、こうした治療が受けられなくなった場合の治療選択肢は限られています。また、有害事象やQOLを重視した観点からも、殺細胞性抗がん剤にかわる新たな治療法が求められています。

そんな中、現在は、抗PD-1抗体単独治療をはじめとし、化学療法や抗CTLA-4抗体との併用治療など、多くの試験が進行中です。

例えば、抗PD-1抗体薬の1つであるペムブロリズマブという薬剤の試験では、全奏効割合は19・6％であり、半数以上においては何らかの抗がん効果が認められ、中には遅れて奏効する症例や、6か月以上安定を維持している症例もみられたと報告されています。

また、当クリニックのデータでは、ニボルマブという抗PD-1抗体薬が極めて有効で、次章（149ページ〜）で触れるような、驚くべき著効例があります。

がん種別3

肺がん

今後、開発の中心は、免疫チェックポイントに

➡ 症例は 154,157 ページ

肺がんは、「小細胞」と「非小細胞」に分けられます。

小細胞肺がんは、肺がんの15〜20％を占め、増殖が速く、脳、リンパ節、肝臓、副腎、骨などに転移しやすいことが知られています。また一般に、非小細胞肺がんよりも、抗がん剤や放射線治療の効果が出やすいとされています。

非小細胞がんは、小細胞がんでない肺がんの総称で、大きくは、肺腺がん、肺大細胞がん、肺扁平上皮がんの3つに分けられます。

肺がんの最も主要な原因は、受動喫煙を含めた喫煙です。タバコには約60種類の発がん物質が含まれており、肺や気管支が繰り返し、その発がん物質にさらされることによって、細胞に遺伝子変異が起こり、これが積み重なることで、がんになると考えられます。

標準治療の現在とこれから

小細胞がんの場合、発見時にはすでに転移していることが多いのですが、遠隔転移があるときは抗がん剤治療を行い、遠隔転移がないときは抗がん剤と胸部放射線照射を併用します。

非小細胞がんは、ⅠA期からⅣ期の各ステージ（病期）によって治療方針が異なります。ⅠA期では手術のみ、ⅠB期からⅡB期までは手術＋抗がん剤治療、ⅢA期、ⅢB期では放射線治療＋抗がん剤治療、放射線治療ができないⅣ期では抗がん剤治療を行います。

こうした標準治療に加えて、肺がん治療で注目されているのが、免疫チェックポイント阻害薬です。

肺がんの治療は、分子標的薬が次々と開発されることで、大きな進歩を遂げましたが、その方向での進歩は限界に達しつつあります。そういう意味で、免疫チェックポイント阻害薬が、今後、開発の中心になっていくことは間違いありません。

新型ペプチドと併用で威力

海外で行われた進行期肺扁平上皮がんの患者さんを対象とした臨床試験では、抗PD-1抗体薬・ニボルマブでの治療は、ドセタキセルを使った抗がん剤治療（標準治療）と比較して、死亡リスクを41％も低減させ、全生存期間の延長を示しました。1年生存率はニボルマブ群が42％、ドセタキセル群が24％、全生存期間の中央値はニボルマブ群が9・2か月、ドセタキセル群が6・0か月でした。

また、海外で実施された進行期非扁平上皮非小細胞肺がんの患者さんを対象とした試験でも、標準治療（ドセタキセル）と比較して、死亡リスクを27％低減させ、1年生存率はニボルマブ群が51％、ドセタキセル群が39％、全生存期間の中央値はニボルマブ群が12・2か月、ドセタキセル群が9・4か月という結果が出ています。

一方、抗PD-1抗体薬・ペムブロリズマブも、肺がんを含む複数のがん患者さんを対象に行われた試験では、臨床効果としては、すべての投与レベルで、抗がん効果が確認されています。

さらに、現段階において、肺がんに対しては、免疫チェックポイント阻害薬を単剤で使用するよりも、新型ペプチドを併用すれば、症例2（154ページ）、症例3（157ページ）に示すようなすばらしい成果が期待できます。

がん種別 4

乳がん

「トリプルネガティブ」難題を解決

乳房には、脂肪と乳腺組織があり、乳がんは乳腺から発生します。

乳がんの分類には、「サブタイプ分類」というものがあります。これは、病理組織的な分類やステージ（進行度）といった分類ではなく、個々の乳がんのキャラクター（特徴）を知る分類です。

つまり、その患者さんの乳がんのキャラクターを理解して、どの治療方法でアプローチするのが一番いいかを考え、治療方針の参考にするための分類です。

サブタイプは、病理検査（組織診）で、がん細胞の表面にあるタンパク質を調べて判定します。

基本的には、エストロゲンとプロゲステロンという女性ホルモンの受容体と、乳がん細胞を増殖させるＨＥＲ２というタンパク質、がん細胞の増殖する能力の組み合わせによって、大きく5つのサブタイプに分類され、それに基づいて、ホルモン療法や抗がん剤治療、分子標的治療などの薬物療法が選択されます。

乳がん治療の救世主に

サブタイプの1つに「トリプルネガティブ」があります。

トリプルネガティブ乳がんは、エストロゲン受容体、プロゲステロン受容体、ＨＥＲ２の３つ（トリプル）ががん細胞に発現していない、陰性（ネガティブ）の乳がんのことです。

困ったことに、女性ホルモンの受容体がありませんから、ホルモン療法が効きません。HER2もありませんから、HER2をターゲットとした分子標的薬も効果がありません。薬剤の選択肢は従来型の抗がん剤だけです。

こうしたことから、トリプルネガティブ乳がんは、乳がんの中でも予後が悪く、かつては打つ手がないとされていました。

しかし、ここにきて、抗PD-1抗体が登場したことによって、状況はがらりと変わりました。

というのも、トリプルネガティブ乳がんは、もともと免疫原性（免疫を引き起こす性質）が高く、ワクチンが効きやすいという性質があるのです。ですから、抗PD-1抗体で、免疫のブレーキを解除すると、一気に免疫系が活性して、働きだします。

しかも、トリプルネガティブ乳がんでは、PD-L1がたくさん発現していることがわかっているので、抗PD-1抗体治療が極めて有効だと考えられるのです。

免疫治療の併用が望ましい

抗PD-1抗体・ペムブロリズマブの臨床試験では、トリプルネガティブ乳がんの58％の症例がPD-1陽性であり、その治療効果は、ペムブロリズマブ単独投与の場合、約20％の奏効率でした。

この数字は、まだまだ納得のいくものではありませんが、これに他の免疫細胞治療を併用すると、大幅な増強がみられます。

また、抗PD-1抗体治療に代表される、免疫チェックポイント阻害薬治療を受けた症例の一部には、非常に長期の奏効期間が得られているものもあります。このことは、転移したがんであっても、完治が期待できるということで、そのためにも早い時期から、抗PD-1抗体単独治療ではなく、他の免疫細胞治療を併用することが望ましいのです。

がん種別 5 食道がん

軽微な副作用で2タイプとも有望

食道がんは、咽頭と胃をつなぐ管状の臓器（食道）にできるがん。扁平上皮がんと腺がんの2タイプがあり、前者は食道の内側を覆っている粘膜上皮から発生するがんで、日本人の食道がんの90％以上が扁平上皮がんです。

後者の腺がんは、食道壁にある粘液を分泌する食道腺を形成している腺細胞ががん化したもので、比較的、欧米人に多いがんです。

また、稀に、未分化細胞がん、肉腫、悪性黒色腫などの特殊な細胞でできたがんや、筋層などの細胞から発生する消化管間質腫瘍も発生することがあります。

リスク要因としては、喫煙と飲酒が挙げられ、特に扁平上皮がんでは、その関連が強いことが明らかになっています。

標準的な治療法は他のがんと同様、手術、化学療法、放射線治療で、ステージ、全身状態などによりこれらを組み合わせます。

免疫細胞治療でさらに高い効果

他方、食道がんにおいても、免疫チェックポイント阻害薬の試験が、進められています。

特に注目したいのは、食道がん（扁平上皮がん）の患者さんの43・9％に、PD‐1に特異的に結合するPD‐L1もしくはPD‐L2が発現していて、その両方が発現している患者さんは予後が悪いということです。

PD‐L2はPD‐L1の仲間

で、PD-L1と同じ働きをするのですが、要は、この2つを持っている食道がんは、免疫系の攻撃をストップさせてしまいますから、悪性度が極めて高く、予後が悪いということなのです。

　ですから、逆にPD-L1とPD-L2を抗PD-1抗体でブロックしてしまえば、免疫系が活発に動き出し、がん治療の効果が出るようになります。免疫細胞治療では、高い効果が期待できます。

単独投与でも好結果

　抗PD-1抗体薬のペムブロリズマブの、食道がん（PD-L1陽性）に対する臨床試験では、奏効割合は30・4％で、52・2％にがんの縮小が認められました。

　また、化学療法をすることができない、食道がんの患者さんに対して行われた、抗PD-1抗体薬のニボルマブの試験では、「ある一定の効果」という判定がなされ、「完全奏効（がんが完全に消失した状態）」1・6％、「がんの大きさが30％以上縮小」15・6％という結果でした。これは単独投与の場合ですので、免疫細胞治療を併用すれば、かなりの増強が期待できます。

　なお、同試験での主な副作用は、下痢20・0％、便秘10・8％、疲労感12・3％、肺感染症12・3％、皮疹10・8％。グレード3以上は29・2％で、その内訳は下痢、嚥下障害、疲労感、肺炎が各1・5％、肺感染症が9・2％でした。

　また、重篤な有害事象で、薬剤関連と考えられたものは、肺感染、脱水、間質性肺疾患、下痢、疲労、肝機能異常などがありましたが、治療関連死亡は皆無でした。

　以上から、ペムブロリズマブ、ニボルマブともに食道がんに対して有望であり、副作用も比較的軽いことが示されました。さらに、扁平上皮がんだけでなく腺がんでも有効性が示されており、幅広い組織型での効果が期待できます。

がん種別 6

胃がん

死亡率ナンバー２も、免疫細胞治療で解決

胃がんは、日本では肺がんに次いで死亡率の高いがんで、男女比は２：１と男性に多く、発症のピークは、男女ともに60代にあります。

胃の壁は、内側から粘膜層、粘膜下層、筋層、漿《しょう》膜下組織、漿膜層の５層からなり、胃がんが発生するのは一番内側の粘膜層です。

がんの深さによって早期がんと進行がんに分けられますが、大きさに関係なく、到達する深さが粘膜下層までにとどまるものを早期といい、進行胃がんは筋層より深く広がったものをいいます。

胃がんの標準治療は手術

胃がんでは、手術が最も有効な標準治療です。胃の切除と同時に、決まった範囲のリンパ節を取り除く（リンパ節郭清《かくせい》）のが一般的で、切除の範囲は胃がんのある場所や病期から決定します。

一方、手術で切除できない進行した胃がんや、再発・転移したがん、あるいは再発・転移が予想される場合には、化学療法が行われます。また、放射線治療も、同様な場合に、補助的に行われます。

PD-L1をブロックして奏功

胃がんにはＰＤ-１を刺激するＰＤ-Ｌ１が多く発現していて、42・２％の発現率が認められたという試験データが報告されています。ですから、胃がんにおいても、このＰＤ-Ｌ１をブロックす

れば、リンパ球にかかったブレーキが解除され、リンパ球は思う存分、がんと戦うことができます。

例えば、PD-L1に直接働きかける抗PD-L1抗体が、胃・食道がんに対する予備的な試験において は、16例中2例が24週以上の奏効を維持したとのことです。

PD-L1の発現がある進行胃がんを対象とした抗PD-1抗体・ペムブロリズマブの臨床試験では、奏効割合は22・2%、がんの縮小は53・1%認められました。

また、奏効までの期間の中央値は8週、奏効期間の中央値は40週で、奏効は長期にわたることが確認されました。

さらに、治療後、がんが進行せず安定した状態の期間(PFS)の中央値は1・9か月、全生存期間(OS)の中央値は11・4か月で、がん組織のPD-L1の発現レベルが高いほど、奏効割合、PFS、OSの改善が良好な傾向がありました。これは、リンパ球のブレーキが外されたことによって、大勢のリンパ球が、怒涛のごとくがんへ向かっていった証拠です。

その他、がんがいったん増大してから縮小して、その後、長期間奏効が続いた症例もありました。

ポイントはやはり治療の併用

また、胃がんの化学療法には、フルオロウラシル、カペシタビン、シスプラチン、オキサリプラチン、ドセタキセル、塩酸イリノテカンなどの抗がん剤の他、HER2陽性の場合、分子標的薬のトラスツズマブ、ラムシルマブが用いられていますが、現在、胃がんに対して、免疫チェックポイント阻害薬と、抗がん剤フルオロウラシル+シスプラチンの併用治療を検討する試験や、免疫チェックポイント阻害薬どうしの併用治療の試験などが、盛んに行われています。

こうしたことに加え、免疫細胞治療を併用することが、治療効果を上げるポイントだと考えます。

がん種別 7

大腸がん

体細胞変異の多いがんに対して有効

➡ 症例は 161 ページ

大腸は、盲腸、上行結腸、横行結腸、下行結腸、S状結腸、直腸で構成されていて、日本人の大腸がんは、S状結腸と直腸に多いといわれています。

大腸がんにかかる割合は40歳代から増加し、50歳代で加速、高齢になるほど高くなります。

標準治療は内視鏡治療、外科手術、化学療法、放射線治療などですが、現在、免疫チェックポイント阻害薬の試験が多数進められています。

さて、大腸がんでは53％にＰＤ‐Ｌ１が発現していることが、確認されています。半数以上の大腸がんには、抗ＰＤ‐１抗体が効く可能性があるということです。

ＰＤ‐Ｌ１は、リンパ球のＰＤ‐１を刺激して、リンパ球にブレーキをかけますから、その刺激をブロックするものがあれば、大腸がんの治療効果が上がる可能性が高いということです。

しかし、臨床試験では、大腸がんに対する抗ＰＤ‐１抗体・ニボルマブの奏効例は５％でした。そこで次に、大腸がんに対してのＤＮＡミスマッチ修復機構欠損（ｄＭＭＲ）の検討がなされました。

ＤＮＡミスマッチ修復というのは、ＤＮＡの複製や遺伝子組み換え時に起こるミスマッチを校正する修復システムの１つで、大腸がんでは、このシステムが欠損しているもの（ｄＭＭＲ）の36％、欠損のないもの（ｐＭＭＲ）の29％にＰＤ‐Ｌ１の発現が見られると報告されています。

リンチ症候群に有効性

がん細胞に体細胞変異が生じると、異常なタンパク質がつくられ、それを免疫系に異物として認識される確率が上昇します。

試験では、dMMRのがんは、大腸がんの約15%で認められ、奏効率は62%、病勢コントロール率は92%に昇りました。

ここで注目されるのは、dMMRのがんの85%が「リンチ症候群（遺伝性非ポリポーシス大腸がん）」だったということです。

大腸がんは、家族性に発生することが比較的多いがんで、5～10%程度が遺伝性と考えられています。リンチ症候群は、その家族性大腸がん（遺伝性大腸がん）の1つで、若年発症が多く見られます。リンチ症候群は変異が多く、抗PD-1抗体の有効性が高いと考えられます。

変異が少ないがんにも

しかし、体細胞変異の少ないがんであっても、創意工夫をすると、治療効果が期待できます。

例えば、「超特異的リンパ球群連射治療」（106ページ）には、NK細胞を装備した「パックA」と、キラーT細胞、ペプチドワクチンを装備した「パックB」があって、がんの変異数が多いとパックB、変異が少ないとパックAが活躍するよう、プログラムされています。

つまり、目印を出していないがん細胞に対しても、抗がん効果を発揮できるようにプログラムされているのが、超特異的リンパ球群連射治療なのです。

ですから、変異数の少ない大腸がんも、抗PD-1抗体と超特異的リンパ球群連射治療を併用することで、効果を望むことは十分可能です。一概に、あきらめることはありません。

がん種別 8

膵がん 肝がん 胆道がん

「治りにくいがん」でも奏功例

膵がんは、早期発見が非常に困難な上に進行が早く、極めて予後が悪いがんです。免疫チェックポイント阻害薬で膵がんを克服できれば、他のがん種でも適応になる可能性が高く、期待が寄せられています。

膵がんでは、ＰＤ‐Ｌ１の発現量が多いと、がん細胞に集まるリンパ球の数が少なく、予後不良であることが指摘されています。このことは、免疫チェックポイント阻害薬を用いて、がんが免疫から逃れることを邪魔すれば、抗がん免疫系が活性化され、効果的に膵がんの治療ができるということです。こうしたことから、現在、多くの免疫チェックポイント阻害薬の臨床試験が行われています。

また、免疫チェックポイント阻害薬どうしの併用や、化学療法、放射線治療、ワクチンを併用する試験も行われています。ここに他の免疫細胞治療を加えれば、有効性が高められると考えられます。

肝がん

肝がんには、肝細胞がんと胆管細胞がんがあり、原発性肝がん（肝臓自身から発症した肝がん）のほとんどが肝細胞がんです。

肝細胞がんは慢性肝炎または肝硬変といった慢性の肝臓疾患が基

礎疾患としてあることが多く、長期にわたって肝細胞の破壊と再生が繰り返されることが、発がんの主な原因とされています。

肝細胞がんでは、肝臓の自己再生能力が予後に大きく関わってくるため、抗がん効果に加え、肝機能への影響をなるべく減らす治療法が求められており、免疫細胞治療に期待が寄せられています。

特に免疫チェックポイント阻害薬への期待は大きく、米国での肝細胞へのニボルマブの臨床試験では、奏効率19%、1年生存率62%と良好であり、B型肝炎ウイルス、C型肝炎ウイルスを含む肝細胞がんへの有効性が示されました。

胆道がん

胆道がんは、早期発見が難しく、病院で発見されたときには、すでに遠くのリンパ節や臓器へ転移していることの多いがんです。

胆道がんは、肝臓でつくられた胆汁を流す胆管にできるものと、胆管の脇道にある、胆汁をためる胆嚢《たんのう》にできるものの2種類があります。

どちらも、標準治療の基本は手術ですが、転移などで手術ができないときや、がんの場所によっては大きな手術となるため、患者さんの体が手術に耐えられない場合には、他の治療法が選択されます。

膵がんと並ぶ「治りにくいがん」であり、手術が成功しても、予後はあまり良くありません。

しかし、胆管がんについては、従来から免疫細胞治療での奏効率が高く、当クリニックでも多くの奏効例があります。したがって、免疫チェックポイント阻害薬との併用は、さらなる効果が期待できると考えます。

臨床試験に至る薬の開発はあまり進んでいないのが現状ですが、胆管がんに対して、トレメリムマブという抗CTLA-4抗体薬を使用した症例では、投与後に一時的に病状の進行を認めた後に、がんの縮小が確認されています。

白血病

「血液のがん」の標準治療を一新する研究が進行中

血液細胞には、赤血球、血小板、白血球があります。これらの細胞が骨髄でつくられる過程でがん化し、がん化した細胞（白血病細胞）が骨髄内で増えて骨髄を占拠してしまうと、正常な血液細胞が減少してしまいます。

これが白血病で、貧血、免疫系の働きの低下、出血傾向、脾臓の肥大などの症状が現れます。

白血病は、がん化した細胞のタイプから「骨髄性」と「リンパ性」、さらに「急性」と「慢性」に分けられます。

ここで言う慢性と急性の意味合いは、他の疾患とは違っていて、血液細胞が若い段階で成熟が止まったまま増加していく白血病を「急性白血病」、血液細胞が成熟傾向を持ち、一見正常な血液細胞になる白血病を「慢性白血病」といいます。ですから、急性白血病が慢性化して、慢性白血病になることはありませんが、逆に慢性白血病が変異を起こして、急性白血病の病態になることはあります。

デメリットの多い標準治療

白血病の標準治療は、抗がん剤治療と造血幹細胞移植の二本柱です。しかし、抗がん剤治療は、一度は寛解に至るものの、再発率が高いことが課題とされていました。造血幹細胞移植は患者さんに負担がかかる治療ですから、若くて体力のある患者さんしか受けることができず、高齢者が受けたとしても、予後は極めて不良です。

近年は「ミニ移植」といって、抗がん剤の量を通常の半分にし、患者さんの負担を少なくすることで、造血幹細胞移植を受けることができるようになってきましたが、前処置が弱いミニ移植では、再発する可能性が通常の骨髄移植に比べて高くなると考えられています。

そこで今、盛んに行われているのが、白血病に対する免疫チェックポイント阻害治療の研究です。

新たな標準治療として高まる期待

中でも特に注目されているものに、TIM-3という免疫チェックポイント分子があります。

細胞のがん化やウイルス感染などが起こると、TリンパでTIM-3がつくられ、Tリンパ球のアポトーシスを促します。そして、結果的にがんやウイルスへの抵抗性、つまり免疫の力を弱めてしまうことが知られていました。

最近では、がん組織の中に存在している樹状細胞も、TIM-3を多くつくり出していることが明らかにされています。

興味深いことに、白血病の人のTリンパ球には、このTIM-3とPD-1のどちらもが重複して発現していることが示されつつあるのです。

そこで検討されているのが、急性骨髄性白血病に対する抗PD-1抗体治療です。

また、PD-1／PD-L1経路阻害薬にとどまらず、抗TIM-3抗体など、新たな免疫チェックポイント阻害薬の研究・開発も進められています。

慢性骨髄性白血病に対しては、従来のABL阻害薬治療に抗PD-1抗体を組み合わせる臨床試験が開始され、新たな治療戦略が検討されている段階にあります。

がん種別 10

悪性黒色腫

当クリニックでもメインで使用 強力な新薬「ニボルマブ」

悪性黒色腫（メラノーマ）は、最も悪性度が高い皮膚がんです。皮膚原発の悪性黒色腫には「悪性黒子型」「表在拡大型」「末端黒子型」「結節型」の4タイプがありますが、どれにも分類できない症例もしばしばあります。主要な治療法は手術ですが、予後は、がんの肉眼的な大きさではなく、病理組織検査による腫瘍の厚さに関係します。

悪性黒色腫は、抗原性が高いがんの代表として、様々な免疫治療が行われてきました。しかし、他のがん腫と同様、がん免疫系を抑制する作用が働いて、なかなか好結果が得られませんでした。

ところが、抗PD-1抗体薬によって突破口が開かれました。

圧倒的な臨床結果

当クリニックが主に使用している抗体薬は、ニボルマブです。ニボルマブの効果は私も実感していますが、未治療の進行性悪性黒色腫を対象とした海外の臨床試験（第Ⅲ相試験）では、抗がん剤のダカルバジン投与群と比較され、ニボルマブ群が奏効率40％（ダカルバジン群13・9％）、1年生存率72・9％（ダカルバジン群42・1％）、無増悪生存期間も5・1か月（ダカルバジン群2・2か月）と、ニボルマブ投与群が圧倒的な優位性を示しました。

また、別の報告でも、ニボルマブを投与した悪性黒色腫の患者さんの全生存期間は16・8か月であり、1年生存率は62％、2年生存率は43％で、効果が現れれば、長期にわたり、その効果が持続する傾向にあることが示されました。

さらに、日本国内で行われた臨床試験（第Ⅱ相試験）でも、ニボルマブを投与した悪性黒色腫の奏効率は22・9％、がんの大きさが変化しない状態（SD）が42・9％で、海外試験と同様に、効果があった患者さんは、長く効果が続く傾向にありました。その他、SDの範囲内でがんが長期に留まる症例や、1度増悪した後に効果を示す症例が見られました。

日本、米国で新薬として承認

ニボルマブは、2014年7月に、進行期悪性黒色腫に対する新しい治療薬として、世界に先駆けて日本で承認され、同年末には米国でも認可を受けました。

世界25の主要がんセンターによるNPO団体・NCCNが作成した臨床実践ガイドラインでは、ニボルマブは切除不能、遠隔転移を伴う悪性黒色腫への1次治療の1つとして位置づけられています。

悪性黒色腫は、進行のスピードが極めて速く、発見から半年ほどで亡くなるケースも少なくありません。そうしたことを考えると、このニボルマブに代表される免疫チェックポイント阻害薬は、悪性黒色腫の治療において、期待通りの効果を示しているといえます。

また、ニボルマブと抗CTLA-4抗体薬のイピリムマブの併用治療では、早期から効果を示し、完全寛解も見込めることが明らかになっています。

さらに、免疫チェックポイント阻害薬と放射線治療の相乗効果なども報告され、今後の研究に期待が寄せられています。

がん種別 11

腎がん

「血液のがん」の標準治療を一新する研究が進行中

腎臓にはいろいろな腫瘍が発生しますが、腎臓の尿をつくる部分（腎実質）にできた悪性腫瘍の腎がん（腎細胞がん）が、腎臓のがんの約90％を占めます。

　腎がんの罹患率は、女性よりも男性のほうが多く、男女ともに加齢に伴って発生頻度が高まり、50歳以上に多く、70～75歳が発症のピークといわれています。

　一般に、腎がんに対する標準治療は外科手術で、放射線治療や薬物治療での根治は難しいとされています。がんが腎臓だけに留まらず転移のある場合でも、有用と考えられるケースでは手術を行いますが、すべての病巣を取りきることができない場合や、がんが再発した場合などには、インターフェロンなどのサイトカイン療法や分子標的治療が選択されます。また、転移病変の症状を緩和するために、放射線治療を行うこともあります。

　殊に近年、腎がん治療の2次治療として分子標的治療が盛んに行われるようになり、分子標的薬時代と呼ばれるに至っています。

　現在、日本で承認され、使用されている腎がん治療の分子標的薬は6種類ありますが、実際にこれらを6か月ごとに交互に使うと、かなり長期の延命が見込めます。また、そうした治療成果の報告は、枚挙に暇がないことも事実です。

腎がんにもニボルマブ

ところが、それを上回る免疫治療薬として注目されているのが、前項にも登場した免疫チェックポイント阻害薬・ニボルマブです。

腎がんに対するニボルマブの臨床試験（第Ⅰ相試験）では、ある一定の効果があったことを示す奏効率が29％、奏効持続期間中央値が12・9か月、無増悪生存期間中央値が7・3か月、全生存期間中央値が22・4か月でした。

これは、これまでの2次治療における分子標的治療に比べ、極めて良好な結果でした。

第Ⅱ相試験では、用量と効果の相関を調べるため、ニボルマブの投与量を体重1kgあたり0・3mg、2mg、10mgの3つの群で比較されました。その結果、無増悪生存期間においては、各群の投与量で統計学的な有意差は認められませんでした。また、第Ⅰ相試験の結果と比べて、無増悪生存期間の延長は再現できませんでしたが、奏効持続期間や全生存期間中央値は再現されました。

これらの結果をもとに、第Ⅲ相試験では、進行性腎がんを対象とした、ニボルマブと抗がん剤のエベロリムスの無作為化比較を行いましたが、中間解析で全生存期間中央値においてニボルマブの有効性が満たされたと判断され、試験は早期中止となりました。

評価は、全生存期間中央値が、ニボルマブ25か月、エベロリムス19・6か月、奏効率はそれぞれ25％、5％、無増悪生存期間中央値が4・6か月、4・4か月。このことから、ニボルマブでは全生存期間中央値が特に改善されることが明らかとなりました。

こうしたことから、腎がんの2次治療が、今や分子標的治療から、免疫チェックポイント阻害治療に取って代わろうとしていることがわかります。現在は、腎がんの標準治療として大きな役割を果たしている血管新生阻害薬と、免疫チェックポイント阻害薬との併用治療の開発も進められています。

がん種別 12

尿路上皮がん 前立腺がん

泌尿器の悪性腫瘍に対しても効力

➡ 症例は 159 ページ

泌尿器科の悪性腫瘍で多いのは、前項の腎がんや、尿路上皮がん、男性の前立腺がんです。そして、腎がん同様、尿路上皮がんや前立腺がんでも、免疫チェックポイント阻害薬を用いた治療が期待されています。

　転移のある進行した尿路上皮がんは化学療法の対象になり、メソトレキセート、ビンブラスチン、アドリアシン、シスプラチンの4剤を用いたMVAC療法という点滴治療およびゲムシタビン、シスプラチンの2剤を用いたGC療法が標準治療となっており、近年は副作用が比較的少ないGC療法が多く行われていますが、その効果を上回る治療は現れていません。2次治療についても、様々な殺細胞抗がん剤や分子標的薬の開発が行われましたが、現時点で標準治療といえる薬剤は存在しません。

　こうした中で近年、尿路上皮がんの一種である膀胱がんが、体細胞変異の発現数が多い腫瘍であると報告されました。変異が多いということは、PD-L1が多く発現しているということですから、免疫チェックポイント阻害薬の効果が期待できるというわけです。

　転移性尿路上皮がんの臨床試験（第Ⅰa相試験）では、免疫チェックポイント阻害薬の抗PD-L1抗体が使われました。ニボルマブに代表される抗ＰＤ-1抗体は、リンパ球側のＰＤ-1分子を抑えますが、抗ＰＤ-Ｌ1抗体は「がんが発する抑制」を抑えるもので、簡単に言うと、間接的にＰＤ-1をブロックするものです。抗ＰＤ-1抗体を使ってもいいところですが、臨床試験では、あえていろいろな方法を試してみるということは珍しくありません。

この試験は、ＰＤ-Ｌ1が高発現していた症例と、低発現の症例を対象に行われました。その結果、奏効率は、前者が43%、後者が11%でした。化学療法に抵抗性となった転移性尿路上皮がんを対象とした、従来の様々な薬剤の第Ⅱ相試験と比べて、ＰＤ-Ｌ1高発現の症例は大きく上回っており、低発現の症例でも同等、という結果でした。現在は、シスプラチンを含む化学療法に抵抗性となった症例を対象に、抗ＰＤ-Ｌ1抗体と化学療法を無作為化比較した第Ⅲ相試験が進められています。

前立腺がん

泌尿器科系悪性腫瘍で最も多い、前立腺がんの標準的な治療法には、手術、放射線治療、ホルモン治療、さらには特別な治療を行わず、経過観察するＰＳＡ監視法があります。また、主にホルモン治療でも十分な効果を得られなくなった場合には、がんの進行を抑え、延命を目的として抗がん剤のドセタキセルが使用されます。

免疫チェックポイント阻害薬については、現段階では臨床試験での奏効の報告はありませんが、当クリニックにおいては、抗ＰＤ-1抗体のニボルマブと、リンパ球治療、樹状細胞治療の併用治療で、著効の患者さんが増えています。

３コースを終了した時点でＰＳＡ値が低下し、あるケースでは、３４０から２２０になりました。

一方、現在、他の免疫治療との併用が研究中されており、今後の成果が待たれます。

がん種別 13 卵巣がん

奏功の持続する新たな治療法を試験中

卵巣の腫瘍は発生する組織によって上皮性、胚細胞性、性策間質性などに分けられます。

最も多いのは、卵巣の表層を覆う細胞から発生する上皮性の腫瘍で、この中には良性腫瘍と悪性腫瘍のほかに、中間的な性質を持つ境界悪性腫瘍があります。

上皮性のがんは、卵巣がんの約90%を占めていて、主に、漿液性腺がん、粘液性腺がん、類内膜腺がん、明細胞腺がんの4つに分けられ、その多くは、40歳代から増加し、50~60歳代がピークです。

いずれにしても、卵巣がんは、婦人科系悪性腫瘍では最も予後不良であり、その罹患率および死亡率ともに、増加傾向にあります。

現在、進行卵巣がんに対して、手術や化学療法を含めた標準的な集学的治療を行っても、その60%以上は再発し、長期予後（10年生存率）は20%と、改善されていないのが現状です。そのため、化学療法に代わる、あるいは補完する治療法として、免疫治療に目が向けられるようになりました。

顕著な奏功例

免疫チェックポイント阻害薬は特に注目され、世界各国で研究・開発が進められています。

日本では、世界に先駆けて、卵巣がんを対象とした抗ＰＤ‐Ｌ１体ニボルマブの臨床試験（第Ⅱ相試験）が京都大学において医師主導治験で行われ、２０１４年の米国臨床腫瘍学会（ASCO）で、その結果が報告されています。

ちなみに医師主導治験とは、治験の準備から管理までを医師が行うことです。これによって、製薬企業が採算性などの理由で興味を示さない医薬品であっても、医師が必要性が高いと判断したならば治験を実施し、その医薬品の薬事承認を取得して、臨床の現場で使えるようにすることができます。

さて、前述のニボルマブの第Ⅱ相試験の結果ですが、奏効は3名（15％）に認められ、その3名に加えて、新しいがんが出現したために治療効果の判定上は「進行」となるものの、もともとのがんは縮小し、のちに消失したという患者さん1名の計4名は、奏効が持続しているということです。

他に、抗PD‐1抗体のペムブロリズマブの第Ⅰb相試験で11．5％、抗PD‐L1抗体のアベルマブでも10．7％の奏効率が報告されており、その多くは奏効が持続しています。また、別の抗PD‐L1抗体の第Ⅰ相試験でも、17名中1名に奏効の持続が認められています。さらに、殺細胞性の抗がん剤には耐性を示しやすい明細胞がんの患者さんでも効果が得られており（ニボルマブで完全寛解1名、アベルマブで2名中2名とも奏効）、注目されています。

他の薬との併用も試験中

一方、抗PD‐1抗体または抗PD‐L1抗体と、抗CTLA‐4抗体など、他の免疫チェックポイント阻害薬との併用の検討や、免疫刺激薬との併用も考えられており、併用の候補となる抗体薬が多数挙げられています。例えば、ニボルマブとイピリムマブの併用、ニボルマブとIDO‐1（免疫抑制因子）阻害薬との併用などの試験が、計画または進行中です。

また、抗血管新生阻害薬と抗PD‐1抗体の併用を検討する試験も米国で進行中です。

がん種別 14

子宮がん

婦人科系で最も多いがん
進行が早く、新薬に期待

婦人科系悪性腫瘍で最も多いのは、子宮がんです。子宮がんは、子宮体がんと子宮頸がんに分けられ、前者は子宮内膜から発生するがんで、後者は子宮頸部に発生するがんです。

子宮体がんは、女性ホルモンのエストロゲンによって増殖するタイプと、関係なく発生するタイプがあり、リスク要因としては、閉経年齢が遅い、出産歴がない、肥満、エストロゲン産生、ホルモン療法などによるエストロゲン製剤の使用などが挙げられ、糖尿病、高血圧、乳がんや大腸がんの家族歴との関連も指摘されています。

子宮体がん

子宮体がんに対する免疫チェックポイント阻害薬の開発は、ミスマッチ修復欠損を伴うがんに対する抗PD－1抗体・ペムブロリズマブの第Ⅱ相試験がきっかけでした。同試験では、ミスマッチ修復欠損のある大腸がんの患者さんの中に、9名のミスマッチ修復欠損のある大腸がん以外のがんが登録されていて、うち2名が子宮体がんの患者さんで、1名は完全寛解、1名はがんの大きさが30％減少という結果となりました。

ミスマッチ修復が欠損している大腸がんの85％が家族性大腸がんの1つ・リンチ症候群であることをお話ししました（129ページ）が、実は、子宮体がんの一部にも家族性がんがあり、それにはミスマッチ修復遺伝子の異常が、重要な役割を果たしていることが明らかにされており、試験の中では、ミスマッチ修復機能の低下があるがんでは、遺伝子変異の頻度は20倍多く観察されています。

つまり、遺伝子のミスマッチ修復の機能が低下すると、がん細胞の体細胞に変異が起きやすくなるということで、結果的に抗ＰＤ-1抗体のような免疫チェックポイント阻害薬が効きやすくなる、と考えられるのです。

また、婦人科がんにおいては、がん抑制遺伝子の変異は、もともと分子標的薬のＰＡＲＰ阻害薬の奏効に関するバイオマーカーとして検討されていたため、これらの因子は、今後、免疫チェックポイント阻害薬の臨床試験において、盛んに検討されていくでしょう。

子宮頸がん

子宮頸がんは、女性性器悪性腫瘍の中で、最も頻度が高いがんです。頸部のがんは、非常にゆっくり増殖しますが、早期診断が可能で、がん細胞が子宮頸部に見つかる以前の初期に、細胞診で正常でない細胞（異型細胞）を発見することができます。

ＨＶＰの感染が、子宮頸がん、特に扁平上皮がんの確立したリスク要因とされており、子宮頸がん患者の90％以上からＨＶＰが検出され、浸潤がんへ進展しやすいことがわかっています。

子宮頸がんは、体細胞変異の頻度が婦人科がんの中で最も高いとされていることから、免疫チェックポイント阻害薬の効果が期待されています。現在、ニボルマブ単剤の第Ⅱ相試験が進行中です。

また、比較的進行が速く、予後が悪い膣がんや、外陰がんも、リスク要因の1つにＨＰＶが挙げられる婦人科のがんですが、これらにも、免疫チェックポイント阻害薬の効果が期待されており、今後の開発が待たれています。

がん種別15 悪性リンパ腫

日本人に多い「非ホジキンリンパ腫」はまだまだ研究途上

悪性リンパ腫は、白血球の中のリンパ球ががん化したもので、発生する部位は、リンパ系組織とリンパ外臓器の2つに大きく分けられます。リンパ系組織は全身にあるため、悪性リンパ腫は、全身の部位で発生する可能性があります。

病型は、ホジキンリンパ腫と非ホジキンリンパ腫の2つで、欧米ではホジキンリンパ腫が多く、日本では、ほとんどが非ホジキンリンパ腫です。

ホジキンリンパ腫は、古典的ホジキンリンパ腫と結節性リンパ球優位型に大別され、非ホジキンリンパ腫には、B細胞由来のものと、T/NK細胞由来のものがあります。頻度の高い病型としては、濾胞性リンパ腫、びまん性リンパ腫があります。

悪性リンパ腫の標準治療は化学療法と放射線治療で、手術を必要とすることは稀です。しかし、治りにくい悪性リンパ腫や、治療の効果が十分得られない患者さんに、造血幹細胞移植が有効な場合もあります。

ホジキンリンパ腫で結果

米国では、早々に、再発性または難治性のホジキンリンパ腫に対する抗PD-1抗体ニボルマブの効果が検討されています。悪性リンパ腫の中のホジキンリンパ腫が先に取り上げられたのは、先述のように、欧米ではホジキンリンパ腫に罹る患者さんのほうが、圧倒的に多いからだと思われます。

　臨床試験は、23例の既治療のホジキンリンパ腫の患者さんに対して、ニボルマブの単剤投与が行われました。23例中78%の患者さんには自家幹細胞移植後の再発があり、78%にはブレンツキシマブベドチン（分子標的薬）投与後の再発があったとのことです。

　投与は、1週目、4週目、それ以降は病勢進行または完全奏効が認められるまで、あるいは最長2年間、2週ごとに行われました。

　そして、結果は、87%が奏効に達し、うち17%が完全奏効、70%が部分奏効、残りの13%は病勢安定。完全奏効および部分奏効を達成した症例のうち60%で、8週間以内に最初の奏効が見られたということです（範囲3〜39週間）。

　また、臨床試験データから、86%で24週間の無増悪生存率が認められ、病勢が悪化することなく、6か月間長く生存したことがわかりました。

　ホジキンリンパ腫では、PD-1を刺激する分子・PD-L1の発現率が高いことが知られていますが、同試験では、RS細胞という、ホジキンリンパ腫の中心細胞を調べたところ、解析可能であった全例でPD-L1が発現していました。

　つまり、抗PD-1抗体のニボルマブが、がん細胞が悪用しているPD-1/PD-L1経路を阻害したからこそ、87%の奏効率が達成できたというわけです。

　非ホジキンリンパ腫については、リツキシマブというキードラッグがありますが、現在、抗PD-1抗体の臨床試験が進行中で、その効果が期待されています。

がん種別 16

希少がん

症例の少ない悪性中皮腫、肉腫、肛門管がん

多くの希少がんでは、診断や治療のデータが不十分であり、治療開発が遅れています。そのため、治療選択肢が限定されていたり、患者さんや医療スタッフへの情報提供も十分でないなど、他のがんに比べて不利な状況にあります。

また、希少がんは一般的ながんよりも生存率が低い傾向にあり、希少がんへの有効な薬物療法を開発することは、喫緊の課題です。

ここでは、３つの希少がんへの免疫チェックポイント阻害薬の可能性について、お話しします。

悪性中皮腫

悪性中皮腫は、中皮細胞に発生するがんで、胸膜中皮腫、心膜中皮腫、腹膜中皮腫などがあり、このうち胸膜中皮腫は、アスベストが主な原因となるがんです。

悪性中皮腫に対する免疫チェックポイント阻害薬の研究開始は比較的早く、治療抵抗性の悪性中皮腫に対する抗ＣＴＬＡ-４抗体であるトレメリムマブの臨床試験が２００９年に開始されました。

結果は、17％に部分奏効が認められ、無増悪期間中央値６・２か月、生存期間中央値10・７か月と、好成績を収めています。さらに、トレメリムマブの用法・用量を強化した試験では、29例中４例に奏効が認められました。また現在は、前治療歴のある悪性中皮腫に対するトレメリムマブのプラセボ対照の比較試験が進行中です。

肉腫

肉腫は、体内のあらゆる部位の非上皮組織（骨、筋肉、脂肪、線維組織など）から発生する悪性腫瘍の総称で、大きくは、主に骨から発生する悪性骨腫と、悪性軟部腫瘍に分けられます。

殺細胞性抗がん剤や放射線治療が効きにくく、なおかつ病期の進行のスピードも速いことが特徴です。

近年注目されている分子標的薬も、抑制効果があるというだけで、なかなか完治には至りません。免疫チェックポイント阻害薬が注目される理由も、ここにあります。

しかし、幸いにも、肉腫は抗原性が高い（目印がわかりやすい）ため、免疫細胞治療が効きやすいといえます。当クリニックでも、リンパ球治療や樹状細胞治療だけで完治した例が多数あります。

ですから、他の免疫治療と抗PD-1抗体を併用することで、さらに強力な抗がん効果や治療期間の短縮などが期待できるのです。現に、当クリニックでは、かなりの成果が上がっています。

肛門管がん

肛門管がんは、大腸がんや直腸がんより悪性度が高く、その発生要因として、HPV感染が重要と考えられています。過去には切除術が行われていましたが、生存率が不良であったため、近年では、薬物療法と放射線治療の併用が標準治療となりました。

しかし、遠隔転移や再発に対しては、有効な治療法が限られているのが現状です。

こうした背景をもとに、現在、転移・抵抗性の肛門管がんに対する抗PD-1抗体・ニボルマブの第Ⅱ相試験が実施されていますが、効果は十分期待できると考えます。特に、HPV感染が原因の肛門管がんは、変異しやすいので、高い効果が望めると思います。

第3章

「抗 PD-1抗体」による最新の改善症例

症例1 歯肉がん

右頬に穴が開き、余命3か月の告知。「免疫細胞治療」に懸けたら、奇蹟のようなことが起きた。

70歳代・女性

これは、殺細胞性抗がん剤や分子標的薬などを一切使わず、抗PD-1抗体治療、樹状細胞治療、超特異的リンパ球群連射治療のみで歯肉がんに奏効した例です。

北関東にお住いのこの患者さんは、2014年6月に、歯肉の痛みを覚え、地元の病院を受診したところ、右側の上顎の歯肉がんだと診断され、さらに右頸部のリンパ節に転移が認められました。

そのため、7月に根治手術（完全に治すことを期待して行う手術）を行いましたが、9月に右頸部にかけて局所再発がみられたので、放射線治療や抗がん剤治療を勧められましたが、その治療はなさいませんでした。

栄養療法のみで過ごされ、2015年10月には、口腔内全体に腫瘍が広がって、徐々にものが食べられなくなってきました。そして1月、右頬に腫瘍が露出して、それが少しずつ大きくなって、3か月くらいのうちには、右頬のほとんどが削げてしまい、外から口の中が見える状態になってしまいました。口もほとんど開けられない状態なので、食事は、ご家族の介助で、スポイトを使って流動食を摂っていたそうです。

歯肉がんの前兆はあった

歯肉がんの一般的な特徴は、ほとんどの場合、初期には痛みを感じることが少なく、また無痛性の腫瘍がみられます。そのため、本人も気づかないまま、進行しているというケースが少なくありません。

また、口腔には、「前がん病変」（放っておけばがんに移行する率が高い病変）の粘膜の病気がしばしばみられますが、実は、この患者さんの場合も、白板症という前がん病変があったようなのです。

あとで、よくよく聞いてみると、白板症の症状である、歯肉のザラザラ感を覚えたということで、そのとき歯科を受診したのですが、異常は指摘されなかったそうなのです。前がん病変の時点で発見されれば、部分的切除やレーザー治療で治せる可能性もあります。患者さんは「あのとき、最初から口腔外科へ行っておけばよかった」と悔やんでいらっしゃいます。

当クリニックでの治療経過

当クリニックを受診したのは、その年の7月。このときは、すでに余命3か月以内と宣告されていて、移動も難しい状態でしたから、私が往診に伺い、すぐに治療が始められるよう、その場で採血を行いました。

私は、「頭頸部がんは、抗ＰＤ-1抗体、樹状細胞、ペプチドワクチンが効く」と判断し、まずは2〜3回同治療を行って、様子を見ることにしました。

そこで、7月の第1週に、体全体の免疫システムを整える目的で、まず樹状細胞治療を行いました。そして、7月の第3週には、第1回目のリンパ球＋抗ＰＤ-1

抗体治療（点滴）を行いました。

リンパ球治療は、ペプチドワクチンを搭載した超特異的リンパ球群連射治療です。そのときのがんの変異に対応できるように、ペプチドワクチンの種類も毎回変えていきました。最適なペプチドで刺激された特異的リンパ球は、がんを確実に認識し、その威力を発揮するのです。

８月の第２週、第２回目のリンパ球＋抗ＰＤ－１抗体治療を行ったところで、内視鏡検査をしてみると、口の中のがんは縮小してきて、外から見ても、頬が少し修復してきたのがわかる状態でした。まだ、２回目であるにもかかわらず、効果が現れたことから、しばらくこの治療を続けることにしました。

しかし、問題が１つありました。それは、「食べられない」ということです。免疫治療は、患者さんの栄養状態が悪いと、効果が上がらないのです。そこで、８月中旬から末にかけて、胃瘻《いろう》の造設と、少し脱水もみられたのでＩＶＨ（中心静脈高カロリー輸液）ポートの造設を行ったのです。

第３回目の治療は、９月の第２週に行いました。すると、９月末になって、自力でものが食べられるようになってきました。

そして、10月第１週・第４回目の治療後の10月３週目には、頬の穴が大幅に塞がってきたのです。

効果が上がってきたので、治療を７回目まで続けることになり、10月第４週・第５回目、11月第３週・第６回目、12月第２週・第７回目と行いました。

抗ＰＤ－１抗体薬には、いくつかの副作用（１１１ページ）が認められていますが、この患者さんの場合は、上・下肢に痒《かゆ》みを伴う湿疹《しっしん》と、一時的に軽度の甲状腺ホルモン低下がみられましたが、湿疹は抗アレルギー剤のクリームを塗ることで抑えられましたし、甲状腺ホルモン低下はホルモン補充でコントロールできました。

甲状腺ホルモン低下は、2回目の治療後の頃から始まり、9月いっぱいまで続きましたが、10月頃からは、ほとんど低下しなくなりました。これは、副作用が途中から挽回してくることがあるという、抗PD‐1抗体の特徴でもあります。

［症例1］
歯肉がんの治療前と治療後

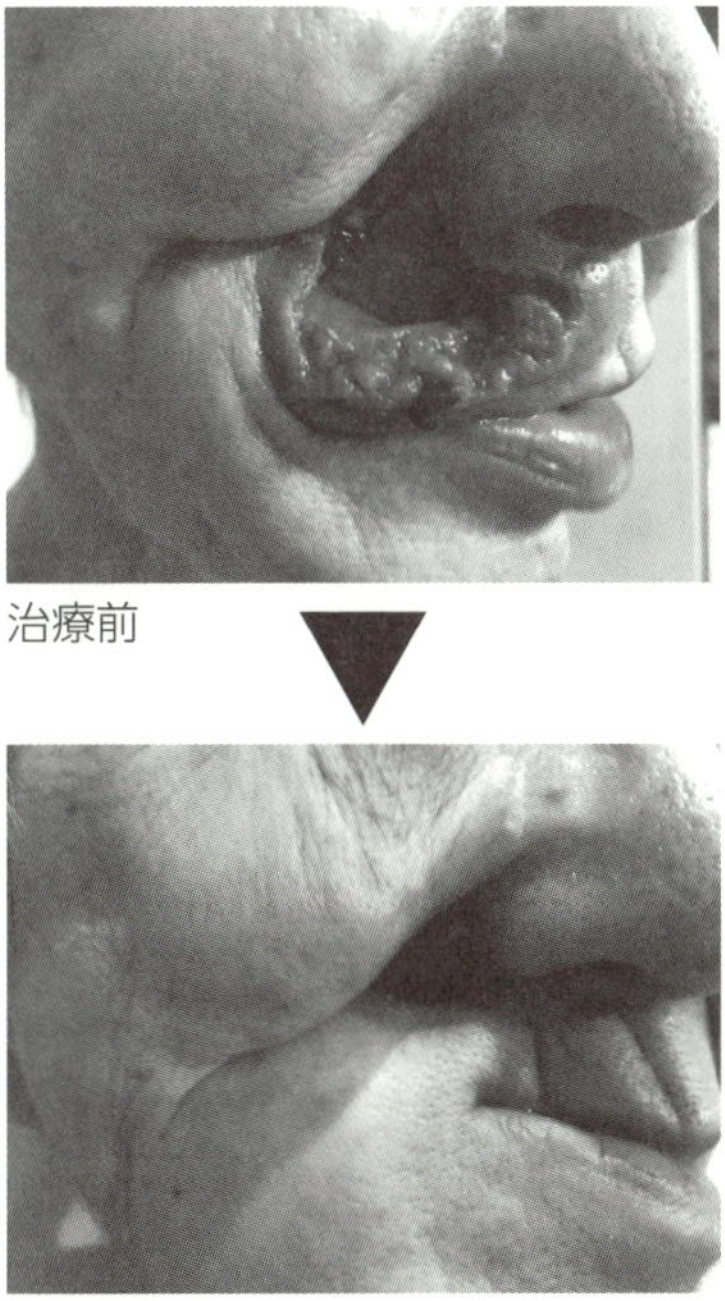

治療前

治療後

治療の成果と分析

12月、7回目の治療終了後、頬部と口腔内の生検をしたところ、がん細胞はまったく検出されませんでした。

そして、最終治療から3か月目の今年（2016年）3月に再検査。PET‐CTで調べたところ、口腔内には、がん細胞は一切、認められませんでした。しかし、左頚部のリンパ腺に、再発像が見られました。このことから、抗PD‐1抗体の効きは、リンパ腺より、口腔内や頬のほうが良いのではないかと推測できます。

リンパ腺に対しては、おそらくは12月の第1週の段階で、がんの芽生えがあったのではないかと考えられ、3か月無治療だったため、その再発した部分が大きくなったと考えています。今、追加の治療をしているところなので、まもなく結果が出ると思います。

症例2

肺扁平上皮がん

70歳代・男性

寛解から再発、転移、再燃。社会復帰が困難な状態の中、免疫抑制を解除できたことが、大逆転の突破口に。

この方は、2013年4月、数年ぶりに人間ドックを受けたところ、レントゲン造影とCTで、左肺に扁平上皮がんが発見されました。大学病院で詳しい検査をすると、対側の縦隔《じゅうかく》リンパ節に2か所の転移が認められ、手術ができない状態だったので、5月末から抗がん剤治療を2クール行い、同時に放射線治療も始めました。

この治療で一時は寛解したものの、翌2014年7月に2㎝大の局所再発がみられ、化学療法を再開。しかし、10月末には3㎝大になり、右肺3～4か所に転移が見つかったのです。

この時点では、有望な標準治療は、もうあまり残っていませんが、患者さんは、化学療法でQOLを下げたくない、治って元気に生活したい、仕事を続けたいという強い思いから、11月、当クリニックを受診されたのでした。

来院当初の患者さんは、酸素マスクが手放せない状態で、激しい咳に悩まされ、喀血《かっけつ》もみられました。そこで、さっそく週1回の、超特異的リンパ球群連射治療、樹状細胞治療、スパークシャワー治療（局所型温熱治療）の併用治療をスタートさせました。

治療の経過と成果、分析

しかし、2015年に入って脊椎転移が見つかったのです。このとき、患者さんは、背中の痛みが強かったのと、化学療法は前回、副作用が激しく、退院しても半年ほどは社会復帰が困難だったため、放射線治療のみを選択されました。ところが、放射線治療後にウイルス性肺炎になり、3か月の入院となってしまいました。そしてその間、当クリニックでの免疫治療も中断となり、局所再燃に至ってしまったのです。

7月、免疫細胞治療を再開。以前と同様、超特異的リンパ球群連射治療＋樹状細胞治療＋スパークシャワー治療を続けましたが、効果は緩やかだったため、治療の長期化が懸念されました。そのため、抗PD-1抗体治療の併用を決定。第1回目の治療を7月中旬に行い、その後第2回目を8月2週に、第3回目を9月1週に、第4回目を10月1週、第5回目を11月1週、第6回目を12月1週に行ったところ、がんは急速な勢いで縮小していきました。

そして、6回目の治療が終了したときには、がんは顕著に小さくなり、健常者とまったく変わらない生活を取り戻すことができたのです。これは、抗PD-1抗体が著しく効いた結果だと思います。

同じ肺がんでも、肺腺がんは、リンパ球治療や樹状細胞治療の単独治療で効果が出ますが、肺扁平上皮がんはバリア機能が強く、がん周囲で免疫抑制が起こるので免疫治療が効きにくい特性があります。ところが、その免疫抑制が、抗PD-1抗体を使うことによって解除され、がん周囲に集まったリンパ球が一気にがんを攻撃し、好結果が得られたのです。

［症例２］肺扁平上皮がんの治療前（右）と治療後（左）

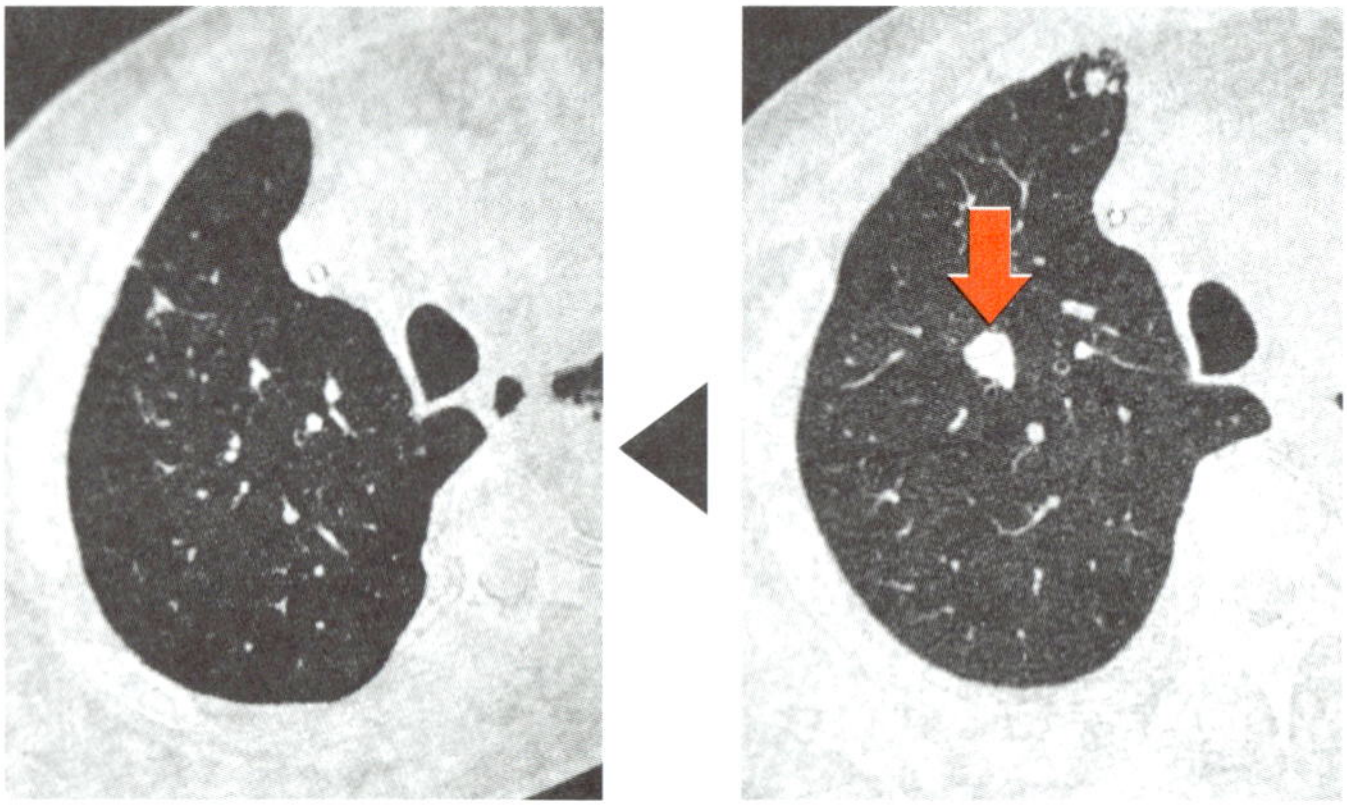

［症例３］肺腺がんの治療前（上）と治療後（下）

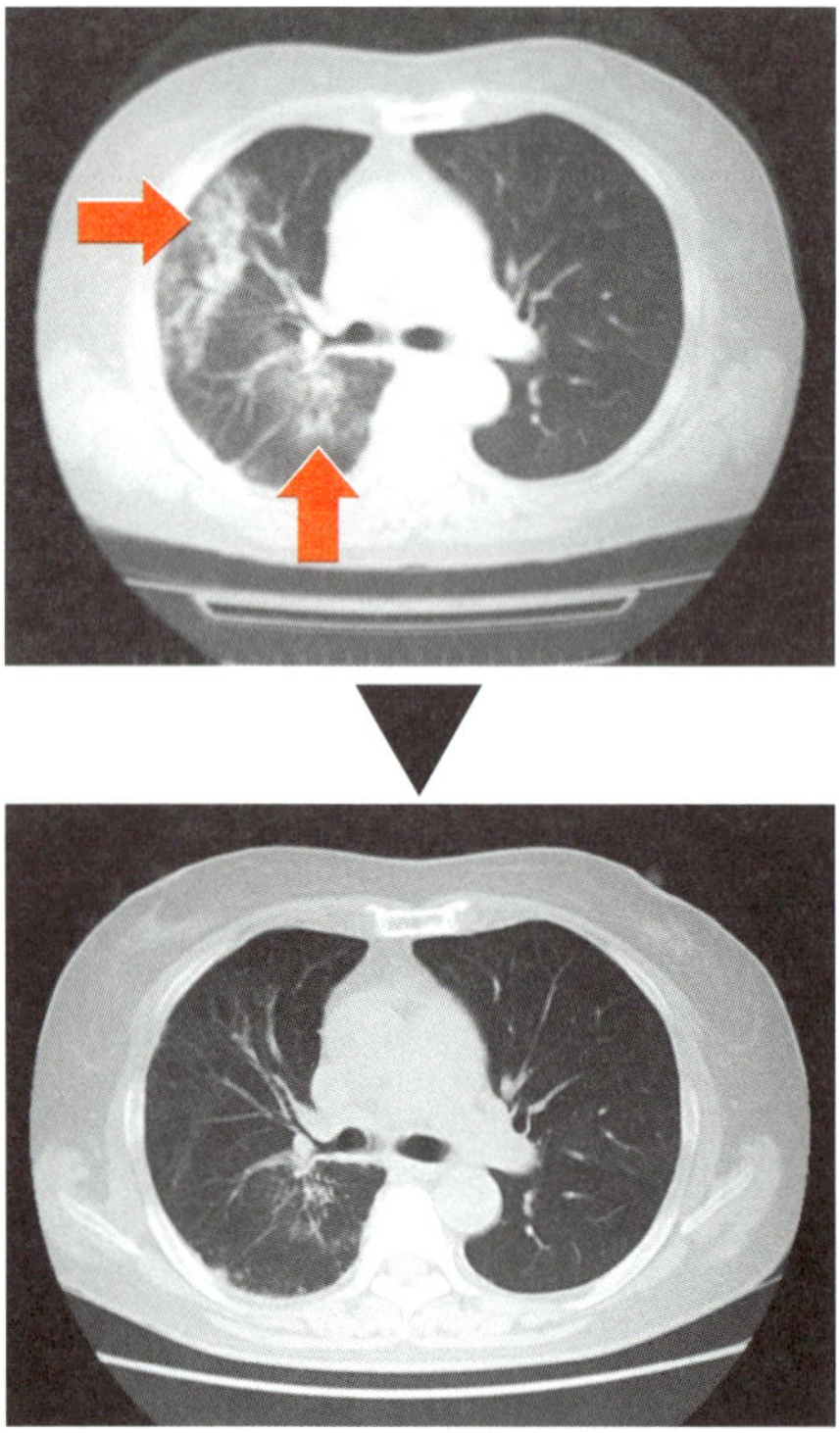

症例3 肺腺がん

余命1か月。既に匙を投げられていた末期がんが、免疫治療3種のコンビネーションで「消失」。

60歳代・女性

この患者さんは肺腺がんの末期で、がん性リンパ管症を引き起こしていました。

がん性リンパ管症は、原発肺がんや乳がんに、稀に起こる病気で、簡単に言うと、肺が水浸しの状態になって、本来の肺の機能を失ってしまった状態を指します。

肺が水浸しにならないように、肺には血管に沿って、排水管の役割をするリンパ管が、隅々まで張り巡らされています。ところが、がん細胞がリンパ管に入り込み、リンパ管が詰まってしまうと、肺は急速に水浸しになり、肺胞の中に空気が入れず、呼吸困難や痛みなど、様々な症状が現れます。

そして、一度この状態になると、再び元の状態に戻すことは困難です。標準治療を行う一般の病院であれば、治療は基本的には緩和ケアのための対症療法のみとなってしまうのが現状です。一般的には余命1か月から3か月。

つまり、「がん性リンパ管症になると、危険状態」というのが一般的な認識なのです。

しかも、この方には、肝臓にも転移がんがありました。主治医からは「もう何の手立てもない」と余命宣告をされ、藁にもすがる気持ちで、当クリニックに来院されたそうです。

治療の経過と成果、分析

治療は、分子標的樹状細胞治療と抗PD‐1抗体治療とスパークシャワーの併用で、2015年7月の第1週から、2週間間隔で行いました。

肺腺がんは非小細胞肺がんの一種で、NK細胞治療などのペプチドワクチンを使わないリンパ球治療でも抑えることができるがんですが、今回はさらなる増強をはかるため、ペプチドワクチンを樹状細胞に搭載した分子標的樹状細胞を使い、樹状細胞からリンパ球へペプチドの情報を体内伝達するという方法をとりました。これによって、がんと免疫細胞の接着が強力になり、がん細胞への攻撃がより確実なものになるのです。

この治療法を選択できたのは、患者さんが食事を摂れていて、リンパ球の状態もさほど悪くなかったことにあります。

また、樹状細胞治療によって全体の免疫システムを整え、免疫治療の効果を上げる基礎をしっかりつくることも目的の1つでした。

患者さんは、長い点滴が苦手ということでしたので、比較的短時間ですむ樹状細胞治療は、その意味でも良かったようです。

治療は昨年の12月まで続けました。そして、12月末にCT検査を行ったところ、がんはすっかり消えていました。つまり「12回の分子標的樹状細胞治療＋抗PD‐1抗体治療＋スパークシャワー治療」で、がんが消失したのです。

肺がんに対する免疫チェックポイント阻害薬単剤の奏効割合は20％程度ですが、このように他の免疫治療と組み合わせることで、その効果は著しく上がるのです。

症例4 前立腺がん

どんな治療の甲斐もなく、上昇を続けたPSA値が、セオリーにとらわれない単剤使用で、徐々に下降。

70歳代・男性

この患者さんは、2000年10月、人間ドックの検査で前立腺がんが見つかりました。2003年と2005年にはラジオ波による局所温熱治療を行っていて、ホルモン剤治療は、ビカルタミドから始まって、リュープロレリン、エストラムスチン、エンザルタミド、ドセタキセルと、連続でやりつくしていました。

しかし、あまり改善は見られず、2010年8月には骨盤骨への転移が確認され、前立腺と骨盤の両方に放射線を照射しました。それでもまだ完全にがんが消えきっていないので、2011年12月から2012年6月まで、抗がん剤のドセタキセルを使った治療を行ったそうです。

ドセタキセルの治療中は、一時改善がみられたのですが、終了して3か月経過した頃、PSAが上昇。検査の結果、局所再発と骨転移の進行が認められました。

そこで、ホルモン剤の使用を再開。同時に、丸山ワクチンをはじめ、様々な治療法を試したということでした。

ところが、ＰＳＡは下がるどころか、いよいよ２００を超える状態となり、色々と情報を集めた結果、「ここなら」と思い、２０１３年3月、当クリニックを受診されたそうです。

治療の経過と成果、分析

当クリニックでの治療は、２週ごとの、変動型ペプチドワクチンを搭載した超特異的リンパ球群連射治療＋樹状細胞治療の併用治療で、２０１５年12月まで続けました。また、その間、２０１５年１月からは、別の病院で並行して、エストラムスチンというホルモン剤治療が始まりました。

ところがその後、ＰＳＡが徐々に上昇し、２９０にまでなってしまったのです。

このままでは３００を超えてしまうと懸念されたので、抗ＰＤ‐１抗体を使うことにしました。

抗ＰＤ‐１抗体は、前立腺がんに対しては、単剤であまり効かないと言われていますが、私は「やはりＰＤ‐１が障害になっているのではないか、それならある程度、免疫的には抑えられるのではないか」と判断しました。

そこで、抗ＰＤ‐１抗体＋超特異的リンパ球群連射治療を11月第１週にスタートし、２０１５年３月まで、計5回行いました。すると、ＰＳＡが徐々に下降して、３月時点では１３７にまでなりました。それまで、様々な治療を行ってきたにもかかわらず上昇してきたＰＳＡが下降したのです。

このように、手立てのない難治性の前立腺がん、しかも骨転移もあるという状態でも、抗ＰＤ‐１抗体と変動型のペプチドワクチンをつけたリンパ球を併せることによって、ある程度の抑制効果があったことは、注目に価することだと思います。

症例5

大腸がん

現在も順調に推移中! 大腸がん、最新の改善例。

40歳代・男性
70歳代・女性

40歳代・男性の例

遺伝性のない大腸がんには、抗ＰＤ－１抗体の単独使用は効きづらいといわれています。

しかし、文献によると、そういった中でも効いたという例はあり、また、他の免疫治療や化学療法と併用することで効果が増強されることは確認されています。当クリニックにおいても、そうした症例は多々あり、この患者さんのケースもその１つです。

この方は、２０１５年9月に大腸がんの手術を受け、その2か月後に肝臓への転移が見つかりました。

当初、手術を予定していたのですが、転移が17箇所にも及んでいたため、手術は困難だろうという判断で、ＦＯＬＦＯＸ療法（フォルフォックス療法／フルオロウラシル、フォリン酸、オキサリプラチンの３剤を併用する化学療法）を12月から開始しました。

ただ、ＦＯＬＦＯＸ療法だけで、がんをすべて消失させるのは難しいので、それと併せて、抗ＰＤ－１抗体治療と超特異的リンパ球群連射治療を12月第３週、２０１６年1月第2週、2月第１週、2月第3週、3月第1週と、計5回行いました。その結果、３月末のＣＴ検査では、がんはほぼ消失していたのです。

現在は、その確認も含めて、手

術を予定しているところです。本書を皆様が手にしている頃には、結果が出ていると思います。

これはＦＯＬＦＯＸ療法との協調作用ですが、これほど効果が出たのは、やはり抗ＰＤ－１抗体によって、リンパ球にかかったブレーキが解除されたことが大きかったからであると考えます。

70歳代・女性の例

この患者さんは、当クリニックを受診した時点から、免疫治療単独で治療をされている方です。

２０１４年４月に下血し、しばらくは様子を見ていたそうです

[症例５のうち、70歳代女性]
大腸がんの治療前（上）と治療後（下）

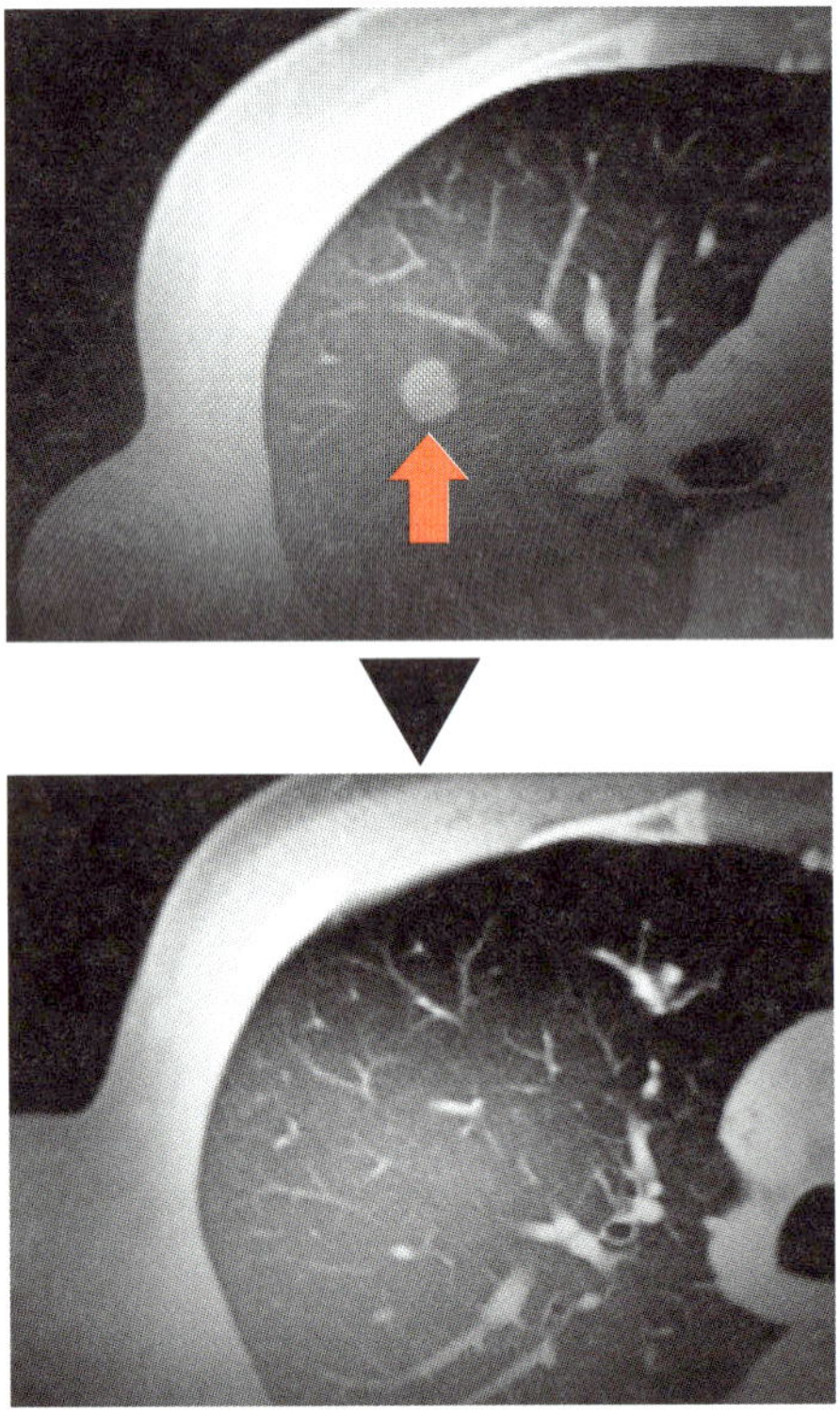

が、7月に病院へ行くと、大腸がんと診断されました。

8月には根治手術を受けたのですが、11月に肝臓への転移が見つかったため、再度手術。ところが2015年3月に、今度は肺への転移が見つかり、化学療法を3か月間行ったものの、抗がん剤の副作用ばかりが強く、むしろ、がんは悪化してきたそうです。

そこで、6月に当クリニックを受診。それから2週に1度、分子標的樹状細胞治療と超特異的リンパ球群連射治療を行ってきました。

10月のCT検査では、がんがやや悪化（微増）していることが認められたため、12月の第1週から、樹状細胞治療とリンパ球治療に加えて、抗PD-1抗体治療を3週ごとに行うよう切り替えました。そうしたところ、腫瘍マーカー（CA）が、今年（2016年）の2月になって下降しはじめ、画像上でも転移巣が小さくなりました。

今はまだ治療途中ですが、この患者さんのケースも、抗PD-1抗体によって免疫のブレーキが解除され、ワクチンの効果が出た例だと思います。

おわりに

免疫力が上がりすぎる恐怖

「免疫力は高まるほど良い」と、がん治療の分野では考えられてきました。

一般に、免疫力にはⅠ型とⅡ型があって、Ⅰ型は抗ウイルス、抗がん作用があり、望ましい免疫で、強いほど良いと思われてきました。また、Ⅱ型は多くのアレルギーの原因で、弱いほど良いと考えられていました。そして、Ⅰ型が強いほどⅡ型は抑えられ、免疫力が上がる、望ましい免疫環境と捉えられてきました。従来の自己活性化リンパ球治療により、花粉症や間質性肺炎やリウマチなどのアレルギー性の病気が快方に向かった患者さん方を、数多く経験しております。

ところが、免疫のブレーキを解除する免疫新薬の登場により、事態は一変いたしました。免疫新薬により、ブレーキが効かなくなったリンパ球が暴走する可能性、つまり、免疫力が極端に上がりすぎる危険が出てきました。それだけ強く免疫力でがんを攻撃できることが可能となったわけです。

今までの抗がん剤による副作用は、白血球減少や脱毛など、予測可能でした。しかし、免疫新薬による副作用は多彩であり、経験しなかったような副作用ともいえます。

あまりに威力のある新薬なので、開発から発売までの期間が短かったことも理由かと思われます。良い新薬だけに、十分な検査により早期発見し、悪名とならないようにしなければなりません。

免疫新薬治療の必要性と診察、検査を考慮すると、再診にかける時間が今まで15～30分であったのが30～60分、時には90～120分と、倍以上の診療時間を要するようになりました。

免疫新薬の登場により樹状細胞やペプチドワクチンやキラーT細胞など免疫細胞治療の効果は飛躍的に伸び、もはや「がん治療の王道」となったと確信いたします。

その反面、免疫新薬による多彩な副作用に苦慮しながらも、がんを治されていく患者さんやご家族を顧みるとき、喜びは隠せません。

星野 泰三

著者紹介

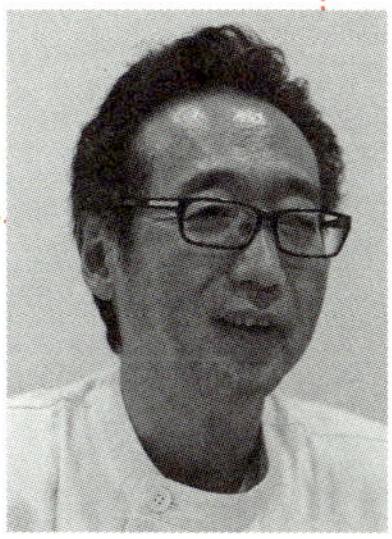

星野　泰三（ほしの・たいぞう）

1988年、東京医科大学卒業。同大学院で腫瘍免疫を研究。1994年、「がん化学療法による骨髄抑制の克服」で医学博士号を取得。その後、米国国立衛生研究所（NIH）でフェローシップを受け、細胞治療とがん遺伝子治療の研究に従事。帰国後、腫瘍免疫を臨床的に探求する。

2002年、細胞治療を専門とするプルミエールクリニックならびに中央研究所、2003年、東京・京都統合医療ビレッジを開設。2007年、ホテルオークラ東京にアンチエイジングデスク、2010年、再生医療をリードする未来研究所を設立。2013年7月、大阪プルミエールを設立。再生医療法により、2015年11月、付属研究所Astron Instituteは「特定細胞加工物製造許可」を取得。

現在、統合医療ビレッジ（東京・大阪・京都）理事長、プルミエールクリニック院長、一般社団法人統合医療専門学校理事長。

著書は『統合医療でガンを防ぐ、ガンを治す』（角川書店）、『スーパー免疫人間に生まれ変わる法』（講談社）、『熱ショック免疫細胞治療』（東邦出版）、『樹状細胞＋ペプチドワクチン治療』（東邦出版）、『今からできるがんに克つ体の鍛え方』（青月社）、『がん やっとわかった生存の条件』（CVA出版企画）など多数。

新生ペプチドと ビックリする がん免疫新薬の力
〜安全にしっかり使うコツ〜

発 行 日　2016年8月2日　第1刷

定　　価　本体1300円＋税

著　　者　星野泰三

発　　行　株式会社青月社
〒101-0032　東京都千代田区岩本町3-2-1 共同ビル8階
TEL 03-6679-3496　FAX 03-5833-8664

印刷・製本　株式会社シナノ

ISBN978-4-8109-1304-0